Fettweg!
Vergesst die Diäten

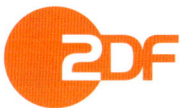

Tre Torri

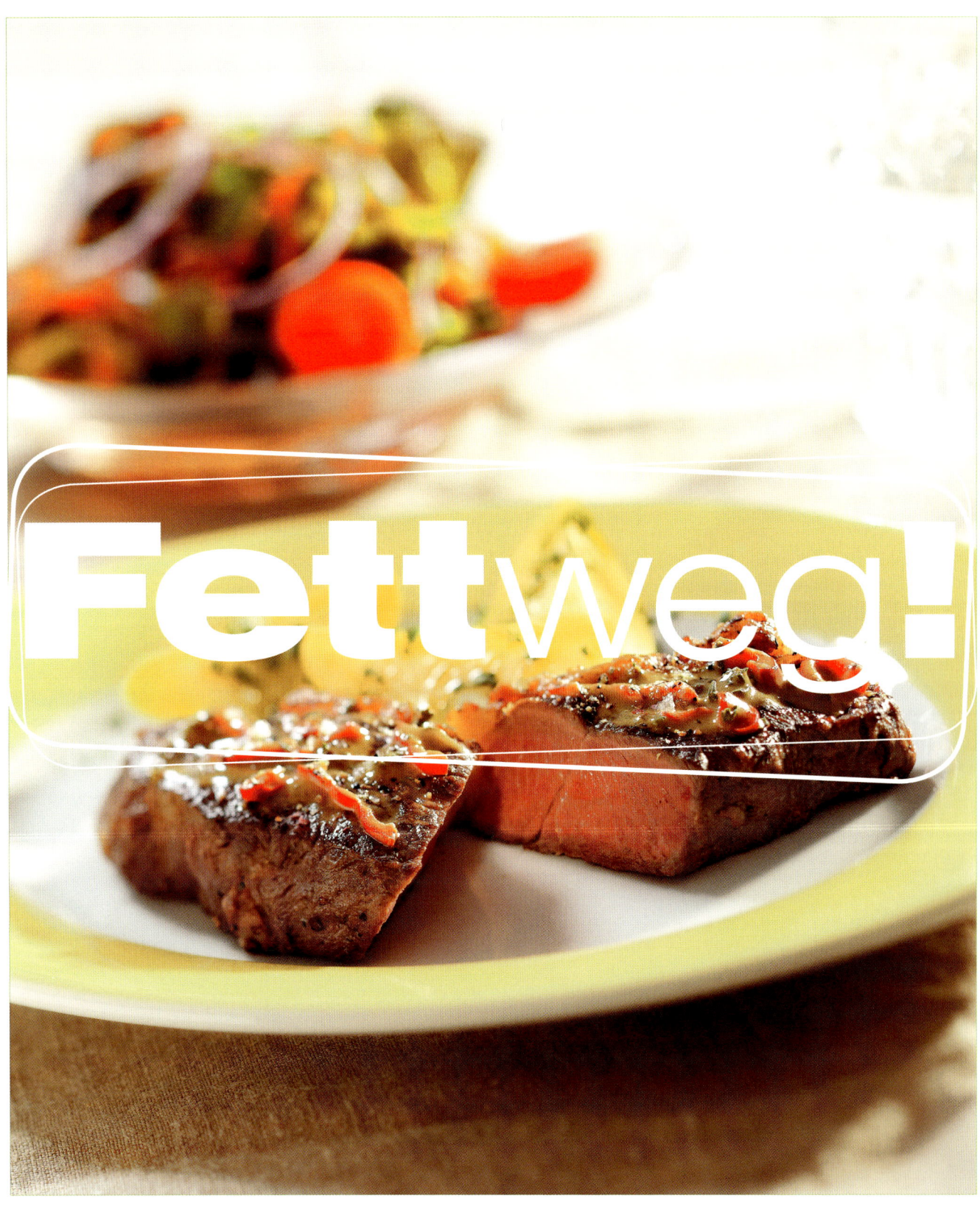

Fett weg!

Inhalt

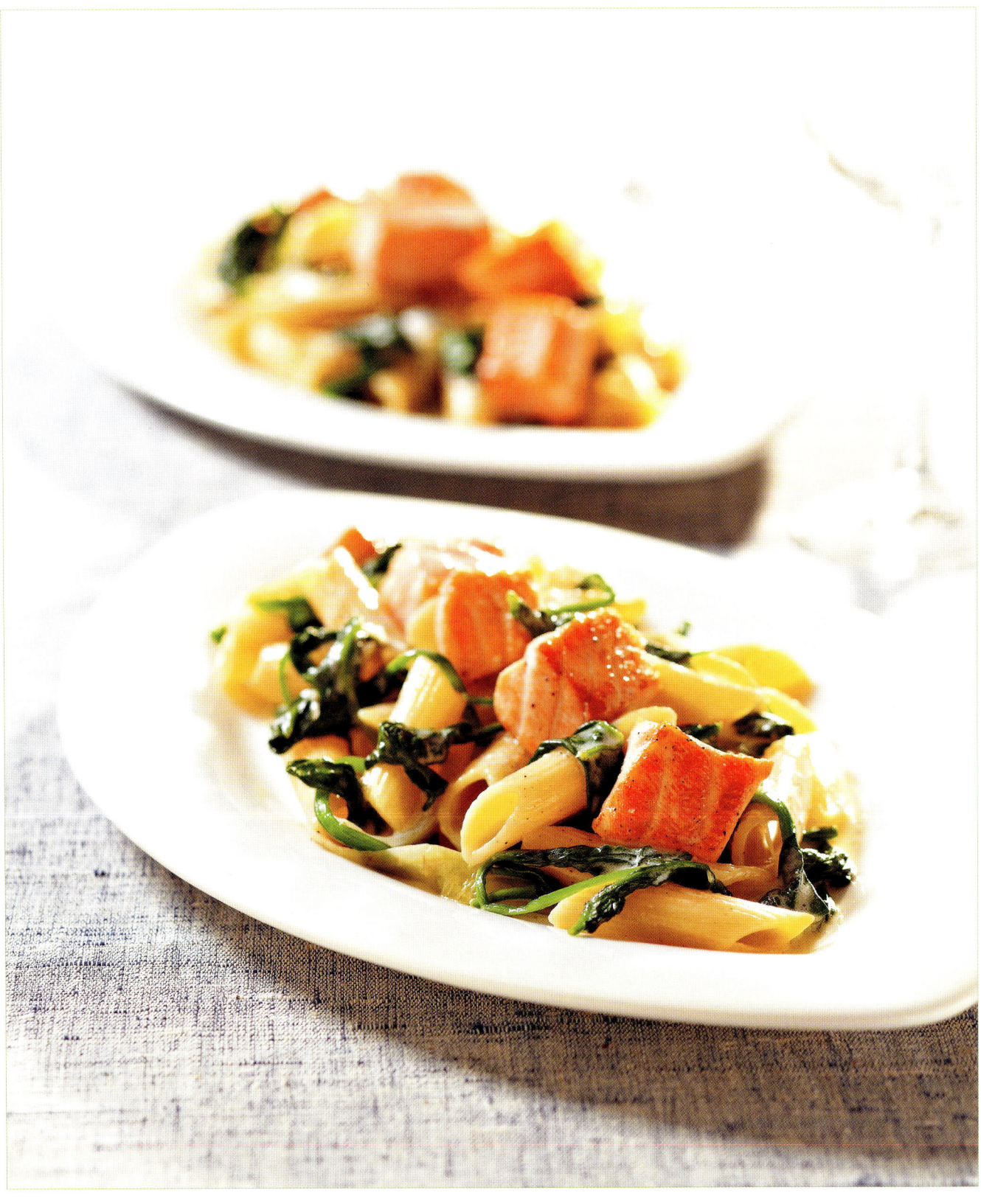

Vorwort

„Ich hab mal zwei Diäten gleichzeitig gemacht, um satt zu werden." (Rainer)

Mit Aussagen dieser Art ist jetzt Schluss, denn wir zeigen Ihnen, wie Sie mit Genuss abnehmen können!

Dreh- und Angelpunkt dieses Buchs ist eine Ernährungsumstellung nach dem Energiedichte-Prinzip. Im Gegensatz zu klassischen Diäten werden individuelle Vorlieben und persönliche Gewohnheiten berücksichtigt, sodass die typische Unzufriedenheit, die ständiger Begleiter bei Diäten ist, gar nicht erst auftritt.

Satt werden Sie natürlich auch, dafür sorgen die über 80 Rezepte, die sich schnell zubereiten und größtenteils problemlos in den stressigen Alltag integrieren lassen. Probieren Sie zum Beispiel das Gemüse-Kartoffel-Gratin, das Sie gut vorbereiten können und das auch Gästen schmeckt. Nudelfans erfreuen Sie mit der Pasta mit Lachs und Blattspinat, und echte Fleischesser werden von den würzigen Schnitzel- röllchen begeistert sein. Auch süße Desserts wie Tiramisu oder Waldbeersorbet kommen nicht zu kurz. Suchen Sie sich einfach aus, was Ihnen schmeckt. Gutes Gelingen ist dank der ausführlichen Step-by-Step Beschreibungen garantiert.

Liebgewonnene Gewohnheiten zu ändern ist ein langer Prozess, und wer kennt ihn nicht, den inneren Schweinehund? Damit Sie ihn überlisten können, stehen Ihnen die drei Coachs aus der ZDF-Dokumentation **Fett**weg**!** zur Seite. Sie geben wertvolle Ratschläge und Tipps rund ums Abnehmen, gesunde Ernährung und Sport. Auch die sechs Kandidaten Aurelia, Daniel, Franz, Rainer, Sabine und Stevani kommen im Buch zu Wort und berichten von ihren persönlichen Erfolgen und Problemen im Kampf gegen die lästigen Pfunde.

Jetzt bleibt uns nur noch eins zu schreiben: Legen Sie los! Denn dieses Konzept macht Spaß, steigert Ihre Lebensqualität, und am Ende werden Sie Ihr Wunsch- gewicht langfristig halten.

Wir wünschen Ihnen viel Erfolg!

Ihr Tre Torri Verlag

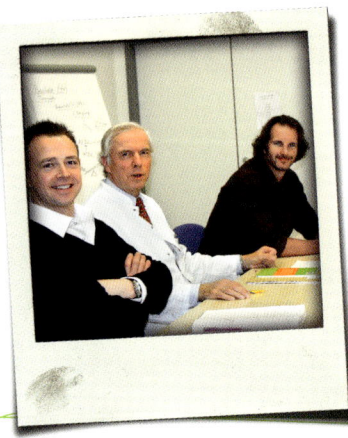

Fettweg!
Die Experten

Drei Männer, drei Frauen, ein gemeinsames Ziel: Weg mit den überschüssigen Kilos! Zusammen mit einem Ernährungsmediziner, einem Fitnesscoach und einem Starkoch starten die sechs Kandidaten der ZDF-Dokumentation in den Kampf gegen das Übergewicht.

Medizincoach

Prof. Dr. Volker Schusdziarra ist Internist und Gastroenterologe am Klinikum rechts der Isar. Daneben betreut er seit vielen Jahren übergewichtige Menschen am Else-Kröner-Freseniuszentrum für Ernährungsmedizin, das zur TU München gehört und das er als stellvertretender Direktor leitet. Seine Forschungsschwerpunkte liegen auf der Regulation der Nahrungsaufnahme im Gastrointestinaltrakt und im Hypothalamus sowie der Wechselwirkung zwischen Magen-Darm-Trakt, endokrinem Pankreas und dem Stoffwechsel. Volker Schusdziarra beschäftigt sich außerdem mit der Therapie von Adipositas und Komorbiditäten basierend auf den Prinzipien der Hunger-/Sättigungsregulation. Als Ernährungsexperte ist er sehr gefragt und hat schon mehrere Bücher verfasst.

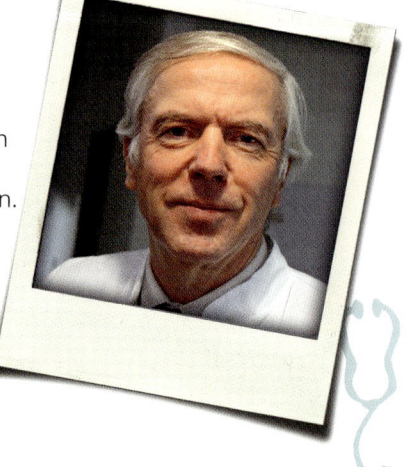

Prof. Dr. Volker Schusdziarra

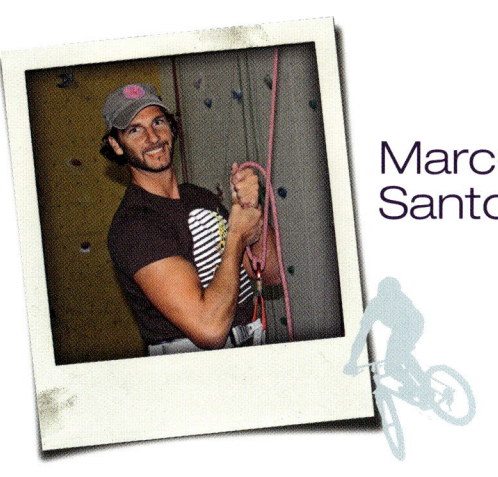

Marco Nicola Santoro

Sportcoach

Marco Nicola Santoro ist 33 Jahre alt und als Personal Trainer in Hamburg tätig. Er ist Gründer und Inhaber der Firma STORM TEAM und betreut unter anderem den Moderator Pierre Geisensetter sowie die Schauspielerin Sarah Maria Besgen. Er versteht es als Kunst, für jeden seiner Klienten das passende Trainingskonzept zu entwickeln. Marco Nicola Santoro hat Sport studiert und an der Meridian Academy das Zertifikat zum Fitnessmanager erworben. Laut InTouch-Magazin ist er der erfolgreichste Promitrainer der Hansestadt. Sein Angebot umfasst neben Personal Training und Aerobic auch Ernährungsberatung sowie Reality Fight Workout und Rückentraining.

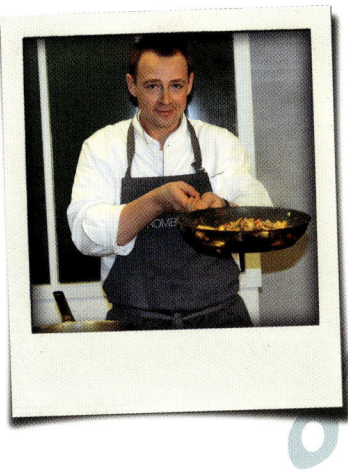

Holger Stromberg

Ernährungscoach

Holger Stromberg erhielt mit 23 Jahren seinen ersten Michelin-Stern, den er sich im Restaurant Goldschmieding in Castrop-Rauxel erarbeitet hat. Als Gründungsmitglied der Kochvereinigung Junge Wilde e.V., der er bis Ende 2004 als Präsident vorstand, setzt sich Stromberg gemeinsam mit anderen herausragenden Nachwuchsköchen für junge, frische und avantgardistische Koch- und Gastronomiekonzepte ein. Mit seinem Team deckt er ein breites Spektrum aus Ernährungsberatung, Kochkursen und Catering ab. Seit August 2007 ist Stromberg Teil des Betreuerstabs der Fußballnationalmannschaft. Sein übergeordnetes Ziel ist die Vermittlung von ausgewogener und genussvoller Ernährung.

Die Kandidaten...

Steckbrief
Name: Sabine
Alter: 34
Ausgangsgewicht: 95 kg
bei 1,68 m, BMI 33,7

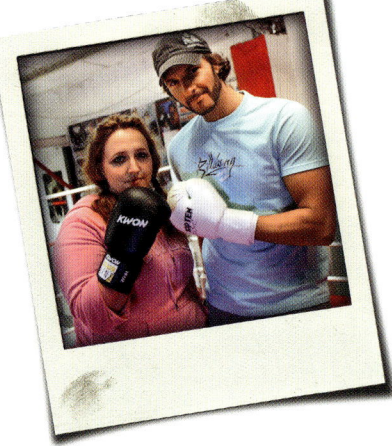

Stichwort Diät:
„Es gibt kaum eine Diät, die ich noch nicht ausprobiert habe. Bislang leider erfolglos. Dank Jo-Jo-Effekt waren die verschwundenen Kilos auch noch schneller wieder drauf, als ich sie vorher mühsam abgenommen hatte."

Wünsche/Erwartungen an Fettweg!:
„Endlich wieder schlank sein und nach Herzenslust shoppen! Da die Ernährungsumstellung auf meine individuellen Bedürfnisse angepasst ist, hoffe ich, dass ich sie gut in meinen Alltag integrieren und damit dauerhaft abnehmen kann."

Stichwort Sport:
„Bis ich angefangen habe, bei **Fett**weg! mitzumachen, habe ich kaum Sport getrieben. Kind und Job unter einen Hut zu bringen ist schon schwer genug, da bleibt einfach keine Zeit für Bewegung. Ich weiß aber, dass mir Abnehmen mit Sport viel leichter fällt, so möchte ich auf jeden Fall wieder regelmäßig sportlich aktiv sein. Besonders viel Spaß hat mir das Boxtraining mit Marco gemacht. Leider gibt es hier in Leverkusen kein Studio."

Tipp Marco Santoro:
„Da Sabine nicht regelmäßig zum Boxen gehen kann, habe ich ihr einige Übungen gezeigt, die sie bequem zu Hause durchführen kann – auch bei Zeitmangel."

Stichwort Ernährung:
„Meine größte Schwäche? Chips und Süßigkeiten, ganz klar. Vor allem nach einem langen Arbeitstag kann ich mich nur schwer zurückhalten. Hinzu kommt, dass ich tagsüber kaum Zeit habe, so esse ich oft und unregelmäßig zwischendurch. Da es immer schnell gehen muss, hole ich mir beispielsweise was beim Bäcker, was meist nicht das Gesündeste ist."

Als alleinerziehende Mutter eines elfjährigen Sohnes ist Sabines Alltag stressig. Dennoch hat sie sich fest vorgenommen, die überflüssigen Kilos abzunehmen. Schwangerschaft und eine Knieoperation haben maßgeblich zur Gewichtszunahme beigetragen, außerdem hat Sabine mit dem Rauchen aufgehört, sodass weitere Kilos hinzukamen.

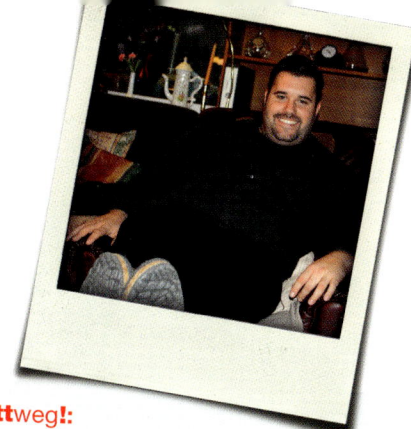

Steckbrief
Name: Daniel
Alter: 30
Ausgangsgewicht: 135 kg
bei 1,85 m, BMI 39,4

Wünsche/Erwartungen an Fettweg!:
„Von **Fett**weg! erwarte ich, dass ich lerne, mich gesund zu ernähren. Denn nur so erreiche ich wieder mein Gewicht von Anfang 20, als ich als normalgewichtiges Model gejobbt habe."

Stichwort Sport:
„Bis Anfang 20 habe ich Leistungssport betrieben, Fußball. Heute mache ich eigentlich gar keinen Sport mehr, da wegen meines Gewichts die Gelenke sehr schmerzen und ich einfach zu unbeweglich bin."

Tipp Marco Santoro:
„Als ehemaliger Leistungssportler verfügt Daniel über große Trainingserfahrung. Und ich habe gemerkt, dass er trotz seiner Gewichtszunahme immer noch ein gutes Körpergefühl besitzt. Bei einer Trainingseinheit haben wir festgestellt, dass ihm Kampfsport viel Spaß macht. Für ihn ein guter Sport, denn neben der Ausdauer werden auch die Muskeln gekräftigt."

Stichwort Ernährung:
„Ich jobbe als Chauffeur und esse deswegen nicht regelmäßig, sondern wenn ich Zeit habe und auf einen Kunden warte. Dann muss es schnell gehen, und ich kann nicht wählerisch sein. Oft esse ich Fast Food."

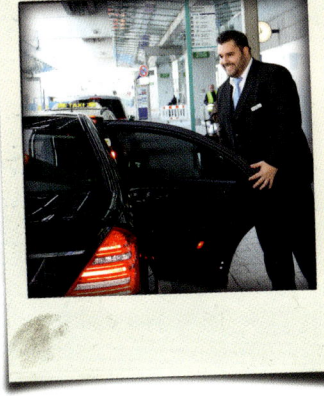

Stichwort Diät:
„Wie viele in meiner Situation habe ich schon mehrere Dinge ausprobiert, um abzunehmen. Einmal habe ich eine Radikaldiät gemacht und einen Monat lang nur Obst und Gemüse gegessen. Am Ende wog ich 15 Kilo weniger. Es kam aber zum berühmten Jo-Jo-Effekt, der mich sehr runtergezogen hat."

Mit Anfang 20 erkrankte Daniel an der Schilddrüse und hörte kurz darauf mit dem Leistungssport auf. Da er nach wie vor so große Portionen wie zu seiner Sportlerzeit aß, nahm er insgesamt 45 Kilo zu, die ihn sehr stören.

Steckbrief
Name: Aurelia
Alter: 16
Ausgangsgewicht: 84 kg
bei 1,53 m, BMI 35,8

Wünsche/Erwartungen an Fettweg!:
„Ich hoffe, dass ich es endlich schaffe, meine überflüssigen Kilos dauerhaft loszuwerden, mehr Sport zu treiben und dann rechtzeitig zu meinem Abiball in ein schönes Kleid zu passen."

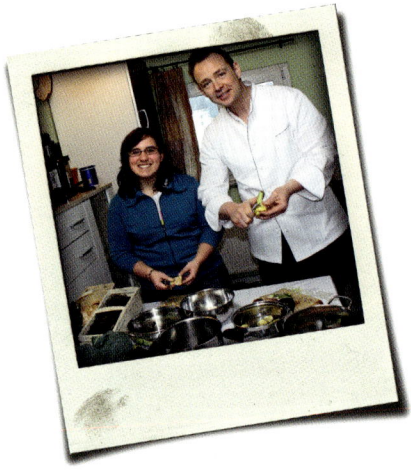

Stichwort Diät:
„Eine richtige Diät wie die anderen in unserer Gruppe habe ich eigentlich noch nie gemacht. Da meine ältere Schwester auch ein paar Kilos zu viel hat, werden in meiner Familie mittlerweile häufiger Salat, Fisch und frisches Gemüse gekocht, aber das ist ja keine richtige Diät."

Stichwort Sport:
„Gemeinsam mit meiner älteren Schwester mache ich öfter Sport. Ich mag ganz besonders Ballspiele, vor allem Basketball. Da ich eher unregelmäßig Basketball spiele, besuche ich jeweils einmal pro Woche ein Fitnessstudio und einen Kurs an der Sporthochschule, um mich zu bewegen. Ich hoffe, dass mich das Coaching noch ein wenig öfter zum Sport motiviert."

Stichwort Ernährung:
„2009 wurde bei mir Adipositas festgestellt, weil ich bei einer Größe von 1,53 Meter 86 Kilogramm gewogen habe, ganz schön viel. Wie es sich nun mal für eine echte italienische Familie gehört, wird bei uns zu Hause häufig und gern gekocht. Daneben habe ich eine Schwäche für Süßigkeiten, was alles in allem dazu führte, dass ich schon als Kind übergewichtig war. In der letzten Zeit habe ich mehr auf meine Ernährung geachtet, aber obwohl ich wenig esse, fällt mir das Abnehmen schwer."

Tipp Prof. Dr. Volker Schusdziarra:
„In Aurelias Familie sind gemeinsame Mahlzeiten sehr wichtig, daran möchten wir auf jeden Fall festhalten. Im Großen und Ganzen achten sie auf eine ausgewogene Ernährung mit viel Gemüse. Um abzunehmen, muss Aurelia jedoch auf die Portionsgröße achten und hier ein wenig reduzieren."

Die 16-Jährige hat einen großen Freundeskreis und ist in der Schule sehr beliebt. Alle unterstützen sie beim Abnehmen. Dabei geht es ihr nicht nur um ihre Gesundheit. Natürlich will sie auch bei den Jungs besser ankommen und leichter etwas Passendes zum Anziehen finden – ihr großes Ziel ist jedoch ein Kleid in Größe 38, das sie beim Abiball tragen möchte.

Steckbrief
Name: Rainer
Alter: 51
Ausgangsgewicht: 108 kg
bei 1,78 m, BMI 34,1

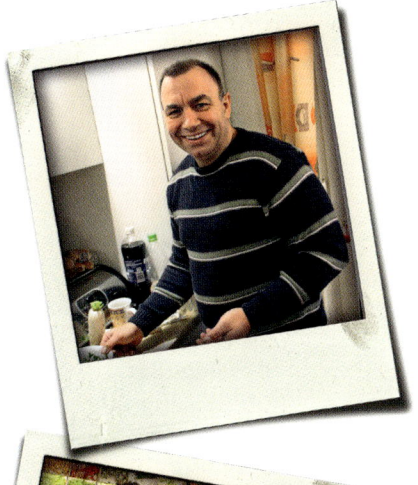

Stichwort Ernährung:
„Ich weiß, dass meine Ernährung nicht die beste ist. Momentan esse ich zweimal am Tag warm, nicht eben kalorienarm. Meine größte Leidenschaft ist Eis, ich kaufe mir oft heimlich eins, wenn ich mit dem Hund spazieren gehe. Na ja, und dem einen oder anderen Bier bin ich auch nicht abgeneigt. Nachdem bei mir eine Vorstufe von Diabetes festgestellt wurde, muss ich einiges umstellen."

Tipp Holger Stromberg:
„Rainer isst gerne und viel. Damit er keine Heißhungerattacken bekommt, sollte er regelmäßig essen und dabei satt werden. Gerichte mit viel Gemüse, ein wenig Fleisch oder Fisch sowie frischen Kräutern sind für ihn ideal."

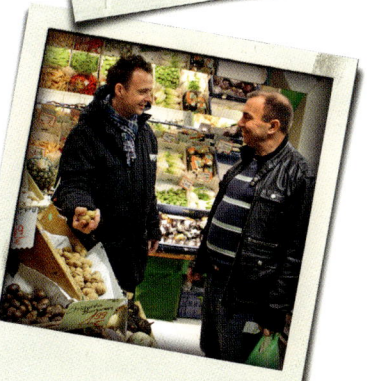

Stichwort Diät:
„Diäterfahrung habe ich reichlich. Allerdings waren sämtliche Versuche der vergangenen Jahre, mein Gewicht zu reduzieren, alles andere als erfolgreich. Das Gegenteil war eher der Fall. So wog ich nach jeder Diät mehr als vorher."

Stichwort Sport:
„Als ich noch schlanker war, habe ich recht viel Sport gemacht. Ich habe jedoch eine Fußverletzung, sodass ich teilweise eingeschränkt bin. Vor allem Ausdauersportarten wie Joggen, Spinning oder Fußball fallen mir schwer. Ab und zu spiele ich mit meinem Sohn Squash oder Tennis, aber nur sporadisch."

Bis zu seinem Wehrdienst war der heute 51-Jährige schlank. Zuvor hatte Rainer erfolgreich seine Lehre als Koch abgeschlossen. Aufgrund seiner Ausbildung beschloss man, ihn in der Küche der Kaserne einzusetzen. Nach acht Jahren Bundeswehr wog Rainer schließlich 20 Kilo mehr als bei Antritt seines Dienstes.

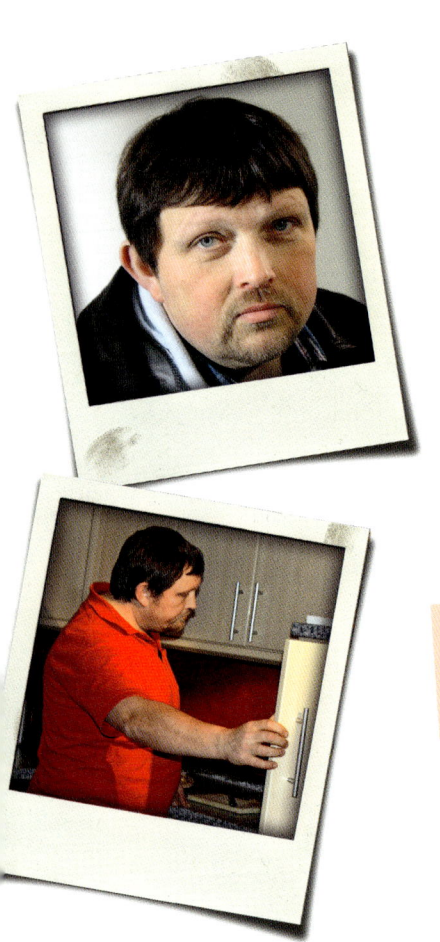

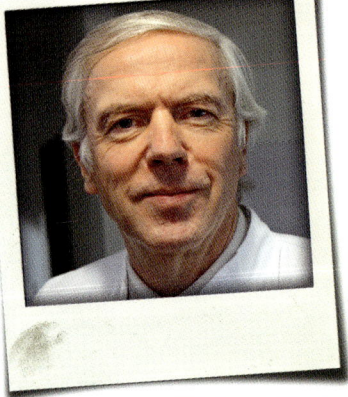

Steckbrief
Name: Franz
Alter: 41 Jahre
Ausgangsgewicht: 111,6 kg
bei 1,77 m, BMI 35,4

Wünsche/Erwartungen an Fettweg!:
„Ich erwarte mir von **Fett**weg**!**, dass mir das Abnehmen in der Gruppe unter professioneller Anleitung leichter fällt und ich mein Gewicht dann dauerhaft halten kann."

Stichwort Diät:
„Auch ich habe schon eine ganze Reihe an Diäten ausprobiert. Vorübergehend ist es mir dadurch gelungen, mehrere Kilos abzunehmen. Das, was mir bei einer Diät am schwersten fällt, ist aber das Durchhalten, und so waren die Kilos schnell wieder drauf."

Stichwort Ernährung:
„Ich esse für mein Leben gern deftig, und ich kann mir nicht vorstellen, darauf zu verzichten. Ich frühstücke morgens meist nicht und esse erst gegen Mittag Vorgekochtes, das meine Frau mir mitgegeben hat. Nach Feierabend mache ich zu Hause erst mal Brotzeit und esse wenig später gemeinsam mit meiner Familie zu Abend. Dieses Ritual am Ende des Tages brauche ich, da mir die gemeinsame Zeit mit meiner Frau und unseren beiden Kindern wichtig ist. Süßigkeiten oder andere Leckereien aus dem Kühlschrank runden das Ganze ab."

Tipp Prof. Dr. Volker Schusdziarra:
„Franz ist gelernter Metzger, da fällt eine Ernährungsumstellung natürlich nicht leicht. Die Annahme, bei der Gewichtsreduzierung sollte man etwa auf Schweinebraten verzichten, ist jedoch ein großer Irrtum. Auf die Kombination und Menge kommt es an. So wird Franz größtenteils bei dem bleiben können, was bislang auf den Tisch kommt. Wir müssen an der Zubereitung und der Mahlzeitenstruktur jedoch etwas ändern."

Stichwort Sport:
„Früher habe ich Fußball gespielt. Inzwischen fehlt mir jedoch die Puste. Kürzlich habe ich mir einen Hometrainer gekauft, den ich jetzt regelmäßig nutzen möchte. Ansonsten gehe ich sehr gern mit meiner Familie in den Bergen wandern. Ich denke, dass mir mehr Kondition bei allem, was ich tue, helfen wird."

Weder Franz noch seine Frau stören seine überflüssigen Pfunde. Der Familienvater fühlt sich so, wie er ist, grundsätzlich wohl. Lediglich sein erhöhter Blutdruck, gegen den er Tabletten nimmt, bereitet ihm Kopfzerbrechen. Um weiteren gesundheitlichen Problemen vorzubeugen, hat er sich entschlossen abzunehmen.

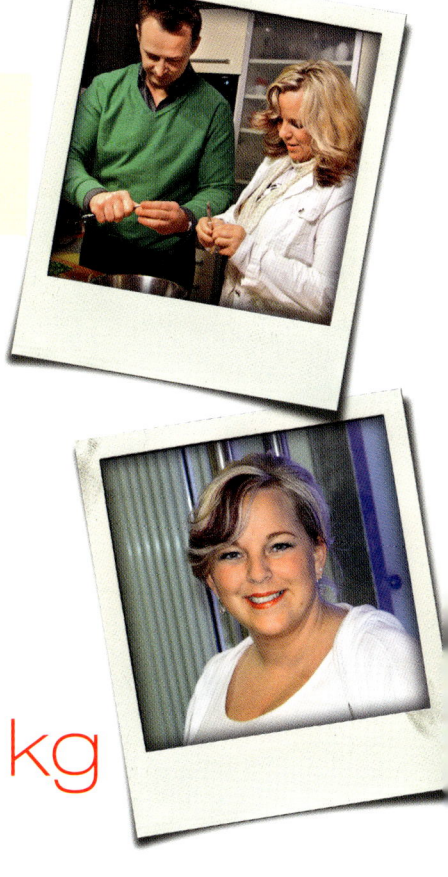

Wünsche/Erwartungen an Fettweg!:
„Ich bin ein lebenslustiger, offener Mensch, der gerne mit anderen zusammen ist. Durch die Gruppendynamik bei **Fett**weg! erhoffe ich mir, mein altes Wunschgewicht endlich wieder zu erreichen und auch zu halten."

Tipp Holger Stromberg:
„Stevani ist berufstätig und hat mittags bislang oft Fast Food gegessen. Wenn sie abends mehr kocht, kann sie die Reste am nächsten Tag mit zur Arbeit nehmen. Daneben gibt es noch viele weitere Rezepte, die schnell vorbereitet sind und sich gut zum Mitnehmen eignen."

Steckbrief
Name: Stevani
Alter: 36
Ausgangsgewicht: 94 kg
bei 1,62 m, BMI 35,8

Stichwort Ernährung:
„Ich bin bei meiner Oma mit guter Hausmannskost aufgewachsen und war schon als Kind kräftig. Heute koche ich selbst, habe aber wenig Zeit dafür. Im Normalfall verlasse ich das Haus ohne Frühstück. Tagsüber gibt es dank zu viel Arbeit meist Süßigkeiten und Fast Food. Erst abends koche ich, und dann kommen oft Salat und Gemüse auf den Tisch."

Stichwort Diät:
„Ich glaube, ich bin eine Expertin in Sachen Diät – es waren so viele, dass ich den Überblick verloren habe. Abgenommen habe ich dadurch leider nicht auf Dauer. Von daher gehe ich nicht davon aus, dass ich mit einer weiteren kurzfristig angelegten Diät meinem Traumgewicht näher kommen werde."

Stichwort Sport:
„Vor vier Jahren hatte ich schon mal mein Wunschgewicht. Damals ging ich regelmäßig ins Fitnessstudio und habe sogar einen Trainerschein gemacht. Ich bin mir bewusst, dass ich mich momentan viel zu wenig bewege, hoffe aber, dass mir die Erfahrungen und das Know-how im Team helfen werden, wieder mehr zu machen."

Vor gut drei Jahren hat sich Stevani mit einer Agentur für Grafik Design & Kunst selbstständig gemacht. 2005 wog sie schon mal 70 Kilo, gesundheitliche Probleme und Ärger im damaligen Job führten zu dem rasanten Gewichtsanstieg, dem sie jetzt entgegenwirken möchte.

Einleitung

Ein Schokoriegel gegen den Stress im Büro, das belegte Brötchen samt Kuchen am Mittag und die Tiefkühllasagne am Abend, weil für mehr die Kraft fehlt.

Dass der Mensch zunimmt, sobald er mehr isst, als er verbraucht, ist ein alter Hut. Das Vertrackte an der ganzen Sache ist, dass wir theoretisch wissen, wie wir es anpacken sollten, um die überflüssigen Pfunde loszuwerden. Wir wissen aber auch, wie schwer es ist, bei beruflicher Anspannung auf den Schokoriegel zu verzichten oder in der Mittagspause nicht wieder zum Bäcker zu gehen, weil für mehr keine Zeit ist. So summieren sich die Kilos, die viel schwerer wieder ab- als zuzunehmen sind. Etwas über dem Normalgewicht zu liegen ist nicht weiter schlimm. Ist jedoch eine gewisse Grenze überschritten, passieren zwei Dinge. Zum einen fühlen wir uns nicht mehr wohl, und zum anderen ist hinlänglich bekannt, dass Übergewicht ab einem BMI, der höher ist als 25, schlecht für die Gesundheit ist.

Doch was tun, wenn man Erkrankungen wie Bluthochdruck, Fettstoffwechselstörungen, Diabetes mellitus Typ 2 oder im schlimmsten Fall Herzinfarkt oder Schlaganfall langfristig vorbeugen möchte? Klar, abnehmen. Aber wie? Die meisten Menschen mit Übergewicht, so wie die Kandidaten der ZDF-Dokumentation **Fett**weg**!**, sind diäterfahren, haben oft schon unzählige Versuche unternommen, ihr Gewicht zu reduzieren. Doch ohne Erfolg beziehungsweise mit dem Ergebnis, dass sie hinterher mehr auf die Waage brachten als vorher, Stichwort Jo-Jo-Effekt.

Angefangen bei der magischen Kohlsuppendiät bis hin zur Hollywood-Diät haben sie alles durch. Ziel dabei ist es meist, Fett oder Kohlenhydrate einzusparen. Daneben gibt es niedrig- bis extrem niedrig-energetische Diäten, häufig in Form sogenannter Formula-Diäten, die als Getränke oder Shakes angeboten werden. So verschieden die Diäten auch sind, eines haben sie gemeinsam: Abnehmen können Sie damit – allerdings nur, solange Sie die jeweilige Diätform durchhalten. Und genau da liegt das Problem: Eine Diät ist grundsätzlich gleichbedeutend mit einer erzwungenen Veränderung der Ernährungsweise. Dieser Zustand führt dazu, dass Sie bereits während der Diät den Tag herbeisehnen, an dem Sie wieder in Ihren alten Trott verfallen, sprich: sich genauso wie vorher ernähren können. Und damit ist der erneuten Gewichtszunahme Tür und Tor geöffnet.

Ernährungsumstellung mit dem Energiedichte-Prinzip

Eine Ernährungsumstellung unter Berücksichtigung des Energiedichte-Prinzips durchbricht den ewigen Kreislauf von Diät und Rückfall in eingefahrenes Essverhalten. Denn beim Energiedichte-Prinzip werden der individuelle Geschmack und die persönlichen Gewohnheiten ausreichend berücksichtigt. Das heißt, am Ende der Ernährungsumstellung haben Sie gar nicht das Bedürfnis, wie vorher weiterzumachen, da Sie nur Kleinigkeiten geändert haben. Unzufriedenheit, wie bei herkömmlichen Diäten üblich, kommt also gar nicht erst auf. Auf diesem Weg verlieren Sie langfristig Gewicht, das Sie auch halten werden.

Unter Energiedichte (ED) versteht man den Energiegehalt pro definierter Lebensmittelmenge, also die Kalorienzahl pro Gramm verzehrtem Lebensmittel (kcal pro Portion geteilt durch die Verzehrmenge in g). Da die Menge und nicht der Kaloriengehalt über die Sättigung entscheidet, haben Lebensmittel mit niedriger Energiedichte, sprich: wenig Kalorien, die gleiche sättigende Wirkung wie Lebensmittel mit hoher Energiedichte, sprich: mehr Kalorien. Je niedriger also die Energiedichte eines Lebensmittels, desto besser sättigt es bei gleichzeitig geringem Kaloriengehalt. Das bedeutet, dass zum Beispiel 100 g Brot denselben sättigenden Effekt haben wie 100 g gekochte Nudeln. Im Falle von Weißbrot mit einer Energiedichte von 2,3 haben Sie 230 Kalorien zu sich genommen, während es bei derselben Menge Nudeln mit einer Energiedichte von 1,4 lediglich 140 Kalorien sind. Ihnen mag der Unterschied von 90 Kalorien zunächst nicht besonders groß erscheinen. Kommt es jedoch jeden Tag zu diesem Energieüberschuss, so entspräche das über den Zeitraum eines Jahres über 5 Kilogramm Fettgewebe. Sie sehen, eine vermeintlich kleine Differenz macht am Ende eine ganze Menge aus.

Neben der Energiedichte von Lebensmitteln spielen die Portionsgröße sowie die Anzahl der insgesamt pro Tag verzehrten Mahlzeiten eine große Rolle. Dabei sind Zwischenmahlzeiten immer als zusätzliche Kalorienquelle zu betrachten, da bei den nachfolgenden Hauptmahlzeiten selten ein Ausgleich der Energieaufnahme erfolgt, d. h., man nimmt trotz Zwischenmahlzeit die gewohnte Menge zu sich.

Kalorienzählen, nein danke

Anders als bei den meisten Diäten werden nach dem Energiedichte-Prinzip keine Kalorien gezählt. Stattdessen werden Lebensmittel entsprechend ihres Energiegehalts unterteilt und farblich gekennzeichnet. Liegt die Energiedichte bei 1,5 kcal/g oder weniger, so hat das Lebensmittel die Farbe Grün. Gelb steht für eine mittlere Energiedichte von 1,5 bis 2,4 kcal/g und Rot für hochenergetische Lebensmittel mit 2,5 kcal/g oder mehr.

Am Ende des Buchs finden Sie eine entsprechende Tabelle, in der die wichtigsten Alltags-Zutaten aufgeführt sind.

Auf Basis dieser Energiedichte-Ampel können Sie die grün gekennzeichneten Lebensmittel in großen Mengen essen, es sind die sogenannten Sattmacher. Die gelb gekennzeichneten können ebenfalls sättigender Bestandteil einer Mahlzeit sein, solange die benötigte Verzehrmenge nicht zu groß wird.

Die rot gekennzeichneten Lebensmittel sollten Sie eher als Geschmacks- und nicht als Sättigungsbeilage betrachten und nur selten und in geringen Mengen essen.

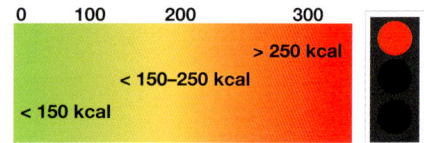

So stellen Sie Ihre Ernährungsgewohnheiten um

Eine Kopiervorlage für Ihr Ernährungs-protokoll finden Sie auf Seite 149.

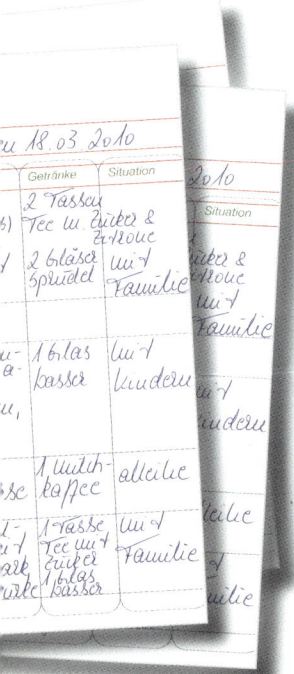

Führen Sie ein Ernährungsprotokoll

Der erste Schritt zur Umstellung Ihrer Ernährung ist das Führen eines Ernährungsprotokolls. Über einen Zeitraum von zwei bis drei Wochen sollten Sie genau aufschreiben, was Sie wann und in welcher Menge zu sich genommen haben. Mit roten, gelben und grünfarbigen Textmarkern können Sie markieren, in welchen Energiedichte-Bereich die Lebensmittel gehören. Eine Vorlage sowie genaue Informationen dazu finden Sie am Ende des Buchs. Die Erstellung eines Protokolls gibt Ihnen vor allem Aufschluss über die Lebensmittel, die Sie gern essen. Wie eingangs beschrieben, sollen Sie auf diese eben nicht verzichten, sondern ihren Verzehr so weit wie möglich beibehalten. So bleibt Ihre Lebensqualität erhalten.

Anhand Ihrer Aufzeichnungen lässt sich auch sehr gut feststellen, wie oft und in welcher Menge Sie höherenergetische Lebensmittel verzehren können, ohne die Gewichtsreduktion zu gefährden. So finden Sie für sich heraus, wie oft Kuchen, Schokolade oder andere kalorienreiche Lebensmittel weiterhin Teil Ihres Essensplans bleiben können.

Vielen Menschen hilft es zudem, wenn sie auch über die drei vorgesehenen Wochen hinaus weiterhin aufschreiben, was sie alles im Laufe eines Tages essen oder trinken. Denn durch das Aufschreiben wird einem bewusst, was man alles gegessen hat, und kleine Sünden, die sonst gern in Vergessenheit geraten, stehen schwarz auf weiß im Protokoll.

Tauschen Sie Lebensmittel aus

Sobald Sie mithilfe des Ernährungsprotokolls festgestellt haben, auf welche Lebensmittel Sie nicht verzichten können, geht es an den Austausch von Lebensmitteln mit hoher Energiedichte zugunsten solcher mit niedrigerer Energiedichte. Diesen Wechsel sollten Sie zunächst bei Mahlzeiten und Lebensmitteln vornehmen, bei denen Ihnen ein Kompromiss leichtfällt. Erfahrungsgemäß lassen sich Veränderungen am einfachsten bei den Nahrungsmitteln umsetzen, die insgesamt häufiger und regelmäßig verzehrt werden. So entsteht gar nicht erst der Eindruck, dass beim Essen komplett auf etwas verzichtet werden muss. Berücksichtigen Sie bei jedem Austausch, dass die geschmacklichen Vorlieben und Erwartungen ausreichend befriedigt werden. Sie können sich bestimmt denken, dass der Übergang von Schokolade zu Gemüse oder von einem schön panierten Schnitzel zu gedämpftem Fisch in der Regel wenig erfolgreich ist. Es empfiehlt sich von daher, innerhalb bestimmter Geschmacks- und Lebensmittelgruppen Nahrungsmittel gegeneinander auszutauschen oder die

Menge deutlich zu reduzieren. Als Orientierung dafür dient Ihnen die Energiedichte-Tabelle mit der entsprechenden Farbcodierung. Anstelle des Schnitzels mit dicker Panade schmeckt zum Beispiel ein schönes Schweinekotelett, und die Lust auf Schokolade stillt ein Schokoladenpudding. Sie finden zudem auch innerhalb der Lebensmittelgruppen günstigere Alternativen. Essen Sie etwa regelmäßig sehr kalorienreiche Produkte wie Chips oder Erdnüsse, kann ein Wechsel zu Salzstangen, die zwar auch im roten Bereich liegen, eine deutliche Einsparung der Kalorienaufnahme bedeuten (250 kcal weniger bei 100 g Verzehrmenge). Doch auch Salzstangen sollten Sie als Lebensmittel mit hoher Energiedichte betrachten und nur in kleinen Mengen essen.

Auch unsere **Fett**weg!-Kandidaten konnten mit einem Austausch von Lebensmitteln ihre Ernährung umstellen. Rainer beispielsweise isst für sein Leben gerne Süßes. Aufgrund seiner erhöhten Blutzuckerwerte muss er Eis und Schokolade deutlich reduzieren und isst nun zuckerreduzierten Schokoladenpudding, wenn er Lust auf Süßigkeiten verspürt. Für Franz ist die Brotzeit die wichtigste Mahlzeit des Tages, auf sie kann und will er nicht verzichten. Der gelernte Metzger liebt deftiges Essen. Holger Stromberg hat ihm gezeigt, dass er auch mit viel frischem Gemüse, würzigem Kräuterquark und mageren Fleischsorten ein leckeres Essen zubereiten kann.

Lebensmittel	Ersatz
Croissant, Brötchen, Weißbrot, Toastbrot	Roggenmischbrot, Vollkornbrot, Vollkorntoastbrot
Sahnejoghurt (10 % F.), Speisequark (40 % F.i.Tr.)	Naturjoghurt (1,5 % F.), Magerquark
Camembert, Schnittkäse (z. B. Gouda, Edamer, Appenzeller), Parmesan, Mascarpone, Feta (45 % F.i.Tr.), Frischkäse (60 % F.i.Tr.), Mozzarella	Schnittkäse (5-10 % F.i.Tr.), Feta light, Mozzarella light, Hand-, Harzer-, Korbkäse, Hüttenkäse, Frischkäse (5 % F.i.Tr.)
Leberkäse, Salami, Leberwurst, durchwachsener Speck	Geflügelfleisch in Aspik, Corned beef, Truthahnschinken, geräucherter und gekochter Schinken
gemischtes Hackfleisch, Eisbein, Schweinenacken, Hähnchenkeule, Bratwurst, Geflügelbratwurst	Rinderhackfleisch, Schweinekotelett, Schweineschnitzel, Hähnchenbrustfilet
panierter Fisch, Aal, Hering, Thunfisch in Öl, geräucherter Lachs	Kabeljau, Schellfisch, Seelachs, Zander, Scholle, Thunfisch ohne Öl, geräucherte Forelle
Schmalz, Butter, Margarine	Magerquark, Frischkäse
tiefgekühlte Pizza, frittierte Pommes	tiefgekühlte Pasta mit Tomatensauce, Backofenpommes
Cheeseburger, Fleischkäsebrötchen, Pasta in Sahnesauce, Käsespätzle	Ravioli mit Tomatensauce, Frikadelle, Hamburger
Tiramisu, Mousse au chocolat, Sahneeis	Pudding ohne Sahne, Grießflammeri, Sojapudding, Fruchteis, Sorbet, Wackelpudding, Rote Grütze, Obstsalat
Vollmilchschokolade, Marzipan, Nugat	Schokopudding, Schokokuss, Fruchtgummi
Bienenstich, Schokoladentorte, Nussecken, Buttergebäck, Doppelkekse	Obstkuchen mit Hefeteig oder Biskuit, Quarkstrudel
Cola, Limonade, Apfelschorle, Eistee, Alkohol	Mineralwasser, ungesüßter Früchtetee, Lightgetränke

Links finden Sie die Lebensmittel, die Sie wegen der hohen Energiedichte selten essen sollten, rechts sehen Sie Alternativen mit niedrigerer Energiedichte.

Vermeiden Sie kalorienreiche Getränke

Cola, Limonade, aber auch Saft und Schorlen enthalten reichlich Zucker und gehören deswegen zu den roten Lebensmitteln mit hoher Energiedichte, die Sie nur selten und in kleinen Mengen konsumieren sollten. Doch auch Kaffee oder Tee mit Milch und/oder Zucker sowie Milch und Milchgetränke sollten begrenzt getrunken werden. Ihren Kaffee können Sie alternativ mit Süßstoff süßen und bei der Milch auf eine fettarme Variante achten. Kalorienbombe Nummer 1 bei den Getränken ist jedoch Alkohol. Er schlägt mit 7 kcal/g zu Buche und sollte deswegen nicht regelmäßig ins Glas kommen. Lecker, erfrischend und noch dazu vollkommen kalorienfrei sind Wasser und ungesüßte Früchtetees, die warm oder kalt getrunken werden können.

Bleiben Sie am Ball

Versuchen Sie nicht, Geschwindigkeitsrekorde im Schnellabnehmen aufzustellen. Das führt nur zu dem bekannten Jo-Jo-Effekt und rächt sich in der Regel langfristig. Der Jo-Jo-Effekt wird hervorgerufen durch eine Reduktion des Ruheenergieverbrauchs (die lebensnotwendige Energiemenge) bei extremer Reduzierung der Kalorienzufuhr. Das heißt, der nach einer Diät leichtere Körper benötigt weniger Nahrung als vorher. Verfallen Sie jedoch anschließend wieder in Ihre ursprüngliche Ernährungsweise zurück, ist ein rascher Gewichtsanstieg nahezu garantiert. Viele haben sogar die Erfahrung gemacht, dass ihr Gewicht das Ausgangsniveau übersteigt. Beim Energiedichte-Prinzip wird die Ernährung nach und nach umgestellt, sodass Sie langsam und gesund abnehmen. Normal ist ein Gewichtsverlust von etwa 0,5 kg pro Woche. Lassen Sie sich nicht entmutigen, wenn Sie einmal über die Stränge geschlagen haben oder es Phasen gibt, in denen Ihnen die Ernährungsumstellung schwerer fällt. Wichtig ist, dass Sie dabeibleiben und Ihr Verhalten dauerhaft umstellen. Das fällt Ihnen leichter, wenn Sie gezielt darauf achten, dass Sie sich nach einer Mahlzeit satt und zufrieden fühlen. Greifen Sie dabei vor allen Dingen auf die grün gekennzeichneten Lebensmittel mit niedriger Energiedichte zurück. Eine größere Portion Gemüse zugunsten eines etwas kleineren Stücks Fleisch ist befriedigend und sättigend zugleich und trickst den Heißhunger aus.

Besonders **Fett**weg!-Kandidatin Aurelia tut sich mit dem Abnehmen sehr schwer. Sie hat einen sehr niedrigen Grundumsatz (die Kalorienmenge, die sie im Ruhezustand verbraucht) und müsste extrem wenig essen, um abzunehmen. Davon rät ihr Prof. Schusdziarra jedoch ab, denn eine solche Radikaldiät ist ungesund und lässt sich auch nicht auf Dauer umsetzen. Stattdessen empfiehlt er ihr, die Essensmengen zu reduzieren und mehrmals pro Woche Sport zu treiben.

Das Energiedichte-Prinzip ganz konkret

Frühstück

Die Frage, was sie morgens gefrühstückt haben, beantworten die meisten von uns mit Brot oder Brötchen. Hinzu kommt entweder ein süßer Aufstrich wie Konfitüre und Nussnugatcreme oder die herzhafte Variante mit Wurst oder Käse. Ein kurzer Blick in die Energiedichte-Tabelle zeigt, dass das ein reichhaltiger Start in den Tag ist. Brot gehört zu den Lebensmitteln, die gelb beziehungsweise rot unterlegt sind, was auf eine höhere Energiedichte hinweist. Halten Sie sich beim Frühstück idealerweise an Vollkornbrot und -brötchen, die es auch aus fein ausgemahlenem Mehl und somit ohne Körner gibt. Ziehen Sie Brot einem Brötchen vor. Eine Scheibe Brot wiegt je nach Sorte und Größe zwischen 20 und 60 g. Ein Brötchen dagegen zwischen 60 und 100 g. Die Energiedichte ist deswegen höher. Brötchenfans tauschen zum Beispiel ein Brötchen am Tag gegen eine Scheibe Brot aus oder genießen ihr Brötchen nur noch beim gemütlichen Sonntagsfrühstück.

Als Belag sind fettarmer Frischkäse sowie kalorienarme Wurstsorten wie Putenaufschnitt eine leichte wie schmackhafte Wahl. Bei süßen Aufstrichen eignen sich Konfitüren mit Fruchtzucker. Suchen Sie sich mithilfe der Energiedichte-Tabelle das aus, was Ihnen schmeckt, Ihren Gewohnheiten am nächsten kommt und eine geringere Energiedichte hat. Für Müsli-Freunde bietet sich eine Kombination aus Haferflocken, Milch oder Joghurt und frischem Obst an. Optimal zum Abnehmen ist eine Energiedichte von maximal 1,5 kcal/g für das Frühstück.

Beispiele:

Variante mit hoher Energiedichte:

1 Weizenbrötchen (60 g)	164 kcal
20 g Butter	160 kcal
20 g Mortadella	69 kcal
20 g Käse	75 kcal
120 g	468 kcal
Energiedichte:	3,9 kcal/g

Variante mit niedriger Energiedichte:

2 Scheiben Grahambrot (80 g)	161 kcal
40 g gekochter Schinken	53 kcal
40 g Kräuterquark (20 % Fett)	40 kcal
40 g Tomate	5 kcal
200 g	259 kcal
Energiedichte:	1,3 kcal/g

Erläuterung: Butter und Margarine enthalten viel Fett und haben damit eine hohe Energiedichte. Eine energiearme Alternative sind Magerquark bei Konfitüre oder fettreduzierter Kräuterquark als Unterlage von Käse und Wurst.

Variante mit hoher Energiedichte:

50 g Früchtemüsli	182 kcal
50 g Cornflakes	177 kcal
150 ml Milch (1,5 % Fett)	70 kcal
250 g	429 kcal
Energiedichte:	1,7 kcal/g

Variante mit niedriger Energiedichte:

30 g Haferflocken	106 kcal
120 g Apfel	65 kcal
75 g Naturjoghurt (1,5 % Fett)	33 kcal
225 g	204 kcal
Energiedichte:	0,9 kcal/g

Erläuterung: Cornflakes und Müsli haben eine hohe Energiedichte. Um die Gesamtenergiedichte des Frühstücks niedrig zu halten, sollte die Menge an Flocken reduziert und durch niedrigenergetische Lebensmittel wie Obst und Naturjoghurt ersetzt werden.

Mittagessen

Um satt und gestärkt in die zweite Tageshälfte zu starten, essen wir im Schnitt 400 bis 600 g pro Mittagessen. Damit die Kilos purzeln, sollte die Kalorienmenge dabei nicht mehr als 650 kcal betragen, was zu einer Energiedichte von 1,5 kcal/g führt, die eingehalten werden sollte. Die Tabelle zeigt, dass es erstaunlich viele Lebensmittel gibt, die nur eine geringe Energiedichte haben. Gemüse beispielsweise können Sie ohne Hintergedanken essen, bis Sie satt sind. Doch von Gemüse allein werden wir nicht glücklich, deswegen gibt es dazu Reis, Nudeln oder Kartoffeln und etwa zwei- bis dreimal pro Woche mageres Fleisch sowie mindestens einmal pro Woche Fisch.

Beim Kochen gibt es eine Menge Einsparmöglichkeiten, sodass Sie mithilfe kleiner Tricks eine niedrigere Energiedichte erreichen. Sahne bei Aufläufen können Sie zum Beispiel gut durch Milch ersetzen. Und die Hälfte der Käsemenge als Belag mindert den Geschmack des Auflaufs nicht wesentlich. Auch fettreiches Fleisch wie Speck kann gut durch rohen Schinken ausgetauscht werden. Verwenden Sie am besten beschichtete Pfannen, so können Sie einiges an Fett beim Braten einsparen. Seien Sie generell mit Öl und Butter sparsam, häufig wird nur ein Bruchteil von dem benötigt, was wir gewohnheitsmäßig verwenden. Messen Sie das Fett am besten mit einem Löffel ab, dann haben Sie einen genauen Überblick. Frische Kräuter und Gewürze sorgen für das nötige Aroma. Wesentlicher Bestandteil des Mittagessens sollte Gemüse sein. Gemüse sättigt, schmeckt gut und hat wenig Kalorien, sodass Sie sich daran satt essen können.

Eine Kalorienfalle sind Saucen, die ohne Frage bei einem guten Essen nicht fehlen dürfen. Verzichten Sie auf Sahnesaucen, sie haben eine sehr hohe Energiedichte. Unproblematisch sind hingegen Tomaten-, aber auch Kräuter- oder Senfsaucen auf Basis von Milch oder Brühe. Sie schmecken und haben eine geringe Energiedichte. Wenn Sie eine Bratensauce zubereiten möchten, sollten Sie das Fett mithilfe eines Esslöffels vom Bratenfond abschöpfen. Dadurch sparen Sie einiges an Kalorien ein. Damit die Sauce schön sämig wird, können Sie ein wenig Gemüse mitkochen. Dieser Trick sorgt für mehr Aroma, und wenn Sie das Gemüse am Schluss pürieren, bekommt die Sauce eine schön sämige Konsistenz.

Beispiel Nudelauflauf, 3 Portionen:

mit hoher Energiedichte	**mit niedriger Energiedichte**
200 g Nudeln	200 g Nudeln
300 g Gemüse	300 g Gemüse
50 g Zwiebel	50 g Zwiebel
100 g Speck	100 g gekochter Schinken
1 EL Öl	1 EL Öl
150 ml Milch (3,5 % Fett)	300 ml Milch (1,5 % Fett)
150 ml Sahne	2 Eier
2 Eier	50 g geriebener Käse (45 % F.i.Tr.)
100 g geriebener Käse (45 % F.i.Tr.)	Salz, Pfeffer
Salz, Pfeffer	
Pro Person: 394 g, 763 kcal	Pro Person: 377 g, 521 kcal
Energiedichte: 1,9 kcal/g	Energiedichte: 1,3 kcal/g

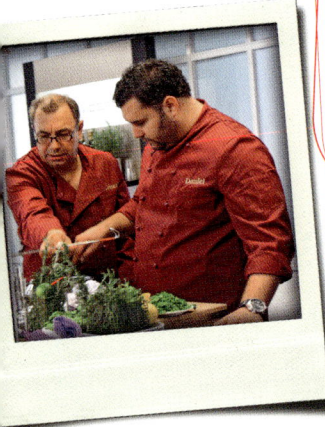

Erläuterung: Sie sehen, die eine Hälfte der Zutaten wurde komplett beibehalten, die andere wurde ausgetauscht oder um die Hälfte reduziert. An die Stelle von Sahne tritt fettarme Milch, an die von Speck magerer Kochschinken. Und trotz halb so viel Käse ändert sich der Geschmack nicht wirklich.

Mittagessen für Berufstätige

Für Berufstätige wie Stevani oder Sabine stellt das Mittagessen oft eine große Herausforderung dar. In der Regel haben sie nur wenig Zeit, die Möglichkeiten am Arbeitsplatz sind begrenzt, und so wird oft ein belegtes Brötchen oder Fast Food gekauft. Damit ist jetzt Schluss! Im Rezeptteil finden Sie einige leckere Ideen, die Sie problemlos am Abend vorher zubereiten und mit zur Arbeit nehmen können. Ideal für die Mittagspause im Büro sind sättigende Salatvarianten wie der Gnocchi-Salat (s. S. 39) oder der Linsen-Feta-Salat (s. S. 42). Gibt es in Ihrem Büro eine Mikrowelle, dann können Sie auch schnelle Gerichte wie das Nasigoreng (s. S. 70) oder Penne all'arrabiata (s. S. 74) mitnehmen und vor Ort aufwärmen. Haben Sie wie Chauffeur Daniel nur Zeit für einen kurzen Snack, dann sind die Sandwich-Variationen auf Seite 144 perfekt. Damit Sie mit der Vorbereitung nicht doppelt Arbeit haben, können Sie die Gerichte am Abend vorher zum Beispiel für die Familie zubereiten und kochen dabei einfach eine Portion mehr.

Hat die Zeit doch nicht gereicht, dann greifen Sie statt zum reichlich belegten Brötchen vom Bäcker lieber zu einem selbst belegten Brötchen oder besser Brot zusammen mit Rohkost. Frische Möhren oder Kohlrabi sind schnell geschält und schmecken zum Beispiel mit Kräuterquark oder Hummus sehr gut. Dazu ein Vollkornbrötchen und einen Joghurt und Sie haben ausreichend Energie für die zweite Tageshälfte.

Abendessen

Als Abendessen bieten sich warme Gerichte an, insofern Sie tagsüber noch keine richtige Mahlzeit hatten. Je nachdem, wie spät Sie essen, sollten Sie auf leichte Gerichte achten, die gut verdaulich sind. Asiagemüse mit Hühnchen und Reis (s. S. 64) oder ein Gemüseomelett (s. S. 57) sind Gerichte, die Sie schnell zubereitet haben und die der ganzen Familie schmecken.
Gab es mittags schon etwas Warmes, dann eignen sich Salate und etwas Brot besonders gut. Ein Klassiker bei Salaten ist fruchtig-frischer Möhren-Apfel-Salat (s. S. 48). Die Reste können Sie oder Ihr Partner am nächsten Tag mit ins Büro nehmen oder abends essen.

Bei Salaten ist die Art des Dressings von Bedeutung. Sahnesaucen haben eine deutlich höhere Energiedichte als solche auf Joghurtbasis. Wenn Sie ein Fan cremiger Dressings sind, sollten Sie einmal das folgende Grundrezept ausprobieren:

Salatdressing

1 Becher Joghurt (150 g, 1,5 % Fett) mit 2 EL Zitronensaft sowie Kräutersalz und Pfeffer vermengen. Nach Belieben können Sie mit Meerrettich oder Senf abschmecken.
Bei Essig-Öl-Varianten können Sie einen Teil des Öls zum Beispiel durch Gemüsebrühe ersetzen und so die Energiedichte reduzieren. Wenn Sie einen milden Balsamico-Essig verwenden, kommen Sie mit etwa 1 Esslöffel Öl sowie Salz, Pfeffer und Kräutern für ein leckeres Dressing aus.

Zutaten
1 Becher Joghurt
(150 g, 1,5 % Fett)
2 EL Zitronensaft
Kräutersalz
Pfeffer

Für das Abendessen sollten Sie eine Lebensmittelmenge zwischen 300 und 500 g (je nachdem, wie viel Sie den Tag über gegessen haben) bei einer Energiedichte von maximal 1,5 kcal/g nicht überschreiten.

Beispiele:

Brotmahlzeit mit hoher Energiedichte	
150 g Vollkornbrot	282 kcal
30 g Margarine	213 kcal
70 g Camembert (60 % F.i.Tr.)	217 kcal
50 g gekochter Schinken	61 kcal
30 g Gewürzgurke	4 kcal
330 g	777 kcal
Energiedichte:	2,4 kcal/g

Brotmahlzeit mit niedriger Energiedichte	
100 g Vollkornbrot	200 kcal
80 g Kräuterfrischkäse (2,4 % F.i.Tr.)	58 kcal
70 g gekochter Schinken	91 kcal
30 g Gewürzgurke	4 kcal
100 g Tomate	17 kcal
380 g	370 kcal
Energiedichte:	1,0 kcal/g

Erläuterung: Bei diesem Beispiel wurden Margarine und Käse getauscht. Beide Lebensmittel haben eine hohe Energiedichte. Margarine als Aufstrich entfällt, und der Kräuterfrischkäse ist ein schmackhafter Ersatz für den Camembert.

Warmes Abendessen mit hoher Energiedichte		Warmes Abendessen mit niedriger Energiedichte	
100 g Fleischkäse	270 kcal	100 g Schweinekotelett	230 kcal
100 g Brokkoligemüse (in Brühe gekocht)	28 kcal	100 g Brokkoligemüse (in Brühe gekocht)	28 kcal
200 g Kartoffelsalat	268 kcal	100 g gekochter Reis	111 kcal
50 g Schokolade	268 kcal	150 g Schokopudding light	135 kcal
450 g	834 kcal	450 g	504 kcal
Energiedichte:	1,9 kcal/g	Energiedichte:	1,1 kcal/g

Erläuterung: Schokolade und Fleischkäse sind fettreiche Lebensmittel mit hoher Energiedichte. Als schmackhafte Alternativen bieten sich Schokoladenpudding und ein mageres Schweinekotelett an.

Essen außer Haus

Manchmal müssen Sie es sich richtig gut gehen lassen. Und da gehört ein schönes Essen mit einem Glas Wein einfach dazu. Wenn Sie jetzt denken, dass sich ein Restaurantbesuch nicht mit Ihrer Ernährungsumstellung vereinbaren lässt, dann haben wir eine gute Nachricht für Sie: Das stimmt nicht!

Sie finden in jedem Restaurant das eine oder andere Gericht, das Sie ohne Bedenken essen können. Achten Sie auf weitestgehend unverarbeitetes Fleisch oder Fisch mit Gemüse, Salat und einer Kohlenhydratbeilage wie Kartoffeln, Nudeln oder Reis. Damit sind Sie immer auf der sicheren Seite. Ein Blick auf die begleitenden Saucen kann ebenfalls nicht schaden: Wie bereits beschrieben sind Tomaten- oder Senfsaucen in der Regel kalorienärmer als helle Sahnesaucen.

Beim Italiener zum Beispiel können Sie Penne all'arrabiata bedenkenlos genießen, im gutbürgerlichen Restaurant schmeckt ein Schweinekotelett mit Kartoffeln und Gemüse und beim Asiaten die bunte Gemüsepfanne mit Hühnchen und Reis.

Süßes und Snacks

Für viele Menschen wie auch für die **Fett**weg**!**-Kandidaten Rainer und Sabine sind Schokolade, Chips oder Kuchen fester Bestandteil des Alltags. Da nach dem Energiedichte-Prinzip keine Lebensmittel verboten sind, können Sie nach wie vor zugreifen – allerdings in geringerem Maße. Optimal ist, wenn Sie zudem auf Alternativen mit geringerer Energiedichte ausweichen. Bei Kuchen bieten sich zum Beispiel Plätzchen an, die sich in kleineren Mengen leichter portionieren lassen und genauso gut zu einer schönen Tasse Kaffee oder Tee am Nachmittag schmecken. Doch auch innerhalb der großen Kuchenfülle können Sie auf Varianten mit einer niedrigeren Energiedichte zurückgreifen. Ideal ist Kuchen mit viel Obst, insbesondere wenn der Boden aus Hefeteig oder Biskuit besteht. In der Gruppe pikanter Snacks sind in kleineren Mengen Salzstangen, Reiscräcker oder Grissini Chips und Erdnussflips vorzuziehen. Um Gewicht zu verlieren, müssen Sie den Verzehr von Süßem und Snacks jedoch deutlich einschränken.

Wenn Ihnen das Abnehmen schwerfällt ...

... dann sollten Sie versuchen, abends auf Kohlenhydrate zu verzichten. Dies kann bei manchen Menschen hilfreich sein, um leichter Gewicht zu verlieren, da der Fettabbau überwiegend nachts stattfindet. Dieser hängt von der Konzentration des Hormons Insulin ab. Insulin wird von der Bauchspeicheldrüse gebildet und ist für den Blutzuckertransport, aber auch insgesamt für die Aufrechterhaltung aller Stoffwechselfunktionen lebensnotwendig. Wird kein Insulin ausgeschüttet, wird automatisch Fettgewebe, aber auch anderes Gewebe eingeschmolzen. Essen Sie jedoch spät am Abend noch eine kohlenhydratreiche Mahlzeit – dazu zählt auch Obst –, wird über die Insulinstimulation der Fettabbau bis weit in die Nacht gehemmt. Essen Sie hingegen früh zu Abend und gestalten Sie die Mahlzeit kalorienärmer, beginnt der Fettabbau früher, was Ihre Chance auf Gewichtsreduktion vergrößert.

Bewegung und Sport

Wer abnehmen möchte, kommt um regelmäßiges Sporttreiben nicht herum. Es ist für die Gewichtsreduktion neben der langfristigen Umstellung des Ernährungsverhaltens unerlässlich. Um sportlich aktiver zu werden, müssen Sie nicht von einem auf den anderen Tag anfangen, Marathon zu laufen. Wichtig ist, dass Sie langsam dazu übergehen, sich mehr zu bewegen – ohne Ihren Körper zu überfordern. Gut geeignet sind gelenkschonende Sportarten wie Schwimmen oder Walken, denen Sie mehrmals pro Woche nachgehen. Damit Sie am Ball bleiben, sollten Sie verschiedene Möglichkeiten ausprobieren, bis Sie die Sportart gefunden haben, die Ihnen Spaß macht. Nur so werden Sie Ihren inneren Schweinehund überwinden und regelmäßig Sport treiben.

Das können außergewöhnliche Sportarten wie Klettern sein, die sämtliche Muskelgruppen trainieren und die **Fett**weg!-Kandidatin Stevani mit Sportcoach Marco Santoro getestet hat, aber auch Tanzen, Boxen oder Aquagymnastik, eine Sportart, die besonders Aurelia gut gefallen hat.

Daneben können Sie auch Ihren Alltag aktiver gestalten. Nehmen Sie zum Beispiel die Treppe anstelle von Rolltreppe oder Fahrstuhl, fahren Sie zur Arbeit oder zum Einkaufen mit dem Rad wie Rainer und legen Sie kürzere Strecken zu Fuß zurück. Sie werden merken, dass Ihnen die Bewegung gut tut, denn Sport wirkt sich positiv auf die Gesundheit aus. So steigert eine größere Fitness die Lebensqualität und beugt der Entstehung zahlreicher Krankheiten vor.

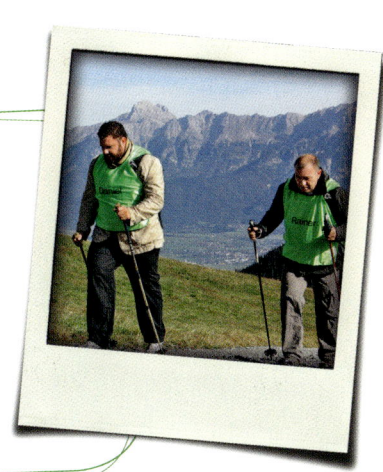

Die Sportarten der Kandidaten im Vergleich

Bergwandern	400 kcal/h
Boxen	890 kcal/h
Kraftsport	350 kcal/h
Radfahren	450 kcal/h
Schwimmen	400 kcal/h
Skifahren	530 kcal/h
Tanzen	360 kcal/h
Tae Bo	400 kcal/h

Andere Sportarten

Aerobic	450 kcal/h
Fußballspielen	480 kcal/h
Inlineskaten	700 kcal/h
Jogging	700 kcal/h
Squash	700 kcal/h
Tennis	450 kcal/h
Walken	350 kcal/h

Fettweg!
Ein Jahr später...

... hat sich bei den sechs Kandidaten einiges getan. Fast alle haben in diesem Zeitraum einige Kilos abgenommen und so manches an ihrem Ernährungsverhalten geändert. Auf liebgewonnene Gewohnheiten muss jedoch keiner von ihnen verzichten. So genießt Franz seine deftige Brotzeit, und Rainer gönnt sich hin und wieder Eis. Das Abnehmen funktioniert trotzdem, denn die Kalorien werden an anderer Stelle gespart.

Stichwort Sport
Wer hätte das gedacht? Vor der Ernährungsumstellung haben sich alle sechs Teilnehmer nur sporadisch bewegt. Schon nach den ersten drei Monaten ist Sportcoach Marco Santoro begeistert. So haben ihn besonders Stevani und Rainer beeindruckt: Die 36-Jährige hat das Laufen für sich entdeckt und ihren ersten 10-Kilometer-Lauf absolviert. Danach war sie zwar völlig aus der Puste, aber sehr stolz, so viel erreicht zu haben. Und Rainer spielt nun regelmäßig Squash und fährt mit dem Rad zur Arbeit. Aurelia hat herausgefunden, dass ihr Schwimmen Spaß macht, und besucht jetzt oft das Hallenbad.

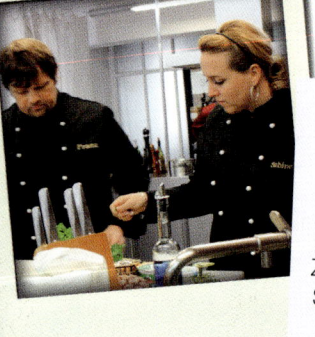

Stichwort Kochen
Gemüse, Fleisch, Reis sowie ein paar Gewürze – und schon steht eine leckere Mahlzeit auf dem Tisch. Starkoch Holger Stromberg war mit den sechs Kandidaten einkaufen und hat anschließend gemeinsam mit ihnen gekocht. Nachhaltigen Eindruck hat er bei Daniel hinterlassen, der vor seiner Teilnahme bei **Fett**weg! gar nicht kochen konnte. Jetzt steht der 30-Jährige mit Begeisterung am Herd. Auch Franz übernimmt inzwischen ab und an das Zepter in der Küche. Wenn seine Frau und die Kinder Pizza essen, kocht er sich etwas anderes, zum Beispiel ein Steak mit Salat.

Stichwort Gewichtsverlust
Nicht allen Kandidaten bei **Fett**weg! fällt das Abnehmen gleich leicht. Während Daniel, Sabine, Franz, Stevani und Rainer im letzten Jahr einige Kilos verloren haben, hat Aurelia ihr Gewicht kaum reduzieren können. Grund dafür ist jedoch nicht mangelnde Disziplin, sondern ein sehr niedriger Grundumsatz, der dafür sorgt, dass sie nur sehr wenig essen kann, um Gewicht zu reduzieren. Prof. Schusdziarra hat ihr deswegen empfohlen, durch Sport zusätzliche Energie zu verbrennen und kleinere Portionen zu essen, wozu die 16-Jährige auch übergegangen ist. Dennoch kann auch sie einen Erfolg für sich verbuchen: Sie hat ihr Gewicht gehalten – ein großer Fortschritt, da sie zuvor kontinuierlich zugenommen hat.

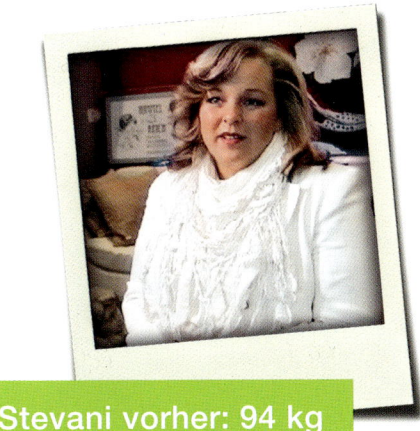

Stevani vorher: 94 kg

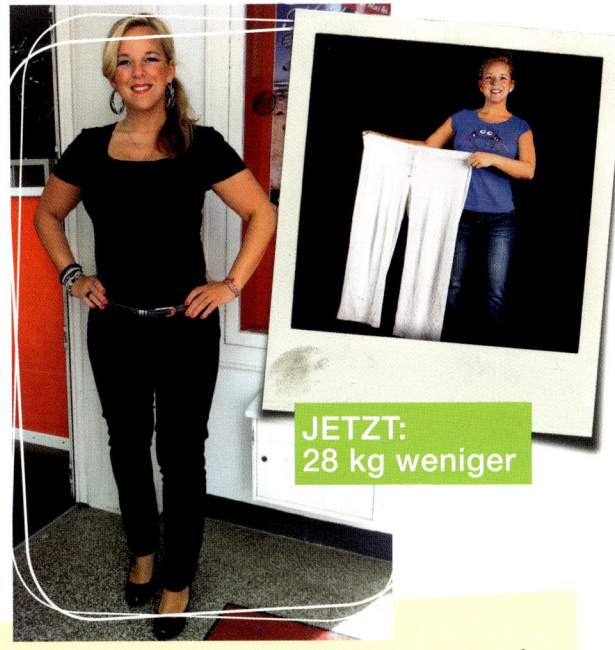

JETZT:
28 kg weniger

Stichwort Süßigkeiten

Wie so viele andere Menschen auch können unsere sechs Teilnehmer der ZDF-Dokumentation nur schwer auf Süßes verzichten. Rainer beispielsweise liebt Eiscreme über alles, und auch Schokolade kann er nur schwer widerstehen. So ist für ihn ein vollkommener Verzicht darauf ausgeschlossen. Jetzt zieht er jedoch einen Schokopudding der Schokolade vor oder schränkt auf Anraten Holger Strombergs die nächste Mahlzeit deutlich ein, sollte er doch einmal Lust auf etwas Süßes haben.

Stichwort Ernährung

Das Kandidatenteam hat sich die Ernährungstipps von Prof. Schusdziarra und Holger Stromberg zu Herzen genommen. Somit kommen süße und fettige Nahrungsmittel oder Fast Food nur noch selten auf den Tisch. Stattdessen essen alle deutlich mehr Gemüse sowie andere Lebensmittel mit niedriger oder mittlerer Energiedichte. Satt werden dabei alle, was das Wichtigste ist.

Franz liebt beispielsweise deftige Speisen mit viel Fleisch. Vor der Ernährungsumstellung hat er oft bereits verarbeitete Fleischprodukte wie Aufschnitt und Würstchen gegessen, die viele Kalorien haben. Heute greift er zu unverarbeiteten Alternativen wie Hähnchenbrustfilet oder Steak und brät diese mit wenig Fett an. Bei Stevani waren die überschüssigen Pfunde auf Fast Food und Süßigkeiten zurückzuführen. Mittlerweile kocht sie regelmäßig abends für sich und ihren Mann. Fast Food und Kuchen kommen auch für Aurelia nur noch sehr selten infrage.

Auch was Zwischenmahlzeiten und kalorienreiche Getränke angeht, hat sich bei den Kandidaten einiges verändert. So hat Daniel beispielsweise vorher pro Tag knapp 1.000 kcal durch Kakao, Eistee oder Cola zu sich genommen. Allein durch das Weglassen dieser Getränke war es ihm möglich, sein Gewicht problemlos zu reduzieren. Bei Rainer haben früher diverse Zwischenmahlzeiten eine große Rolle gespielt. Mittlerweile lässt er einen Großteil davon weg, wodurch er gut 500 kcal einspart. Verspürt er heute im Laufe des Tages Hunger, entscheidet er sich für einen Apfel oder ein anderes Stück Obst, statt zum Schokoriegel oder einem Wurstbrötchen zu greifen. Auch Sabine verzichtet inzwischen auf Zwischenmahlzeiten. Sie isst bei den drei Hauptmahlzeiten ausreichend, sodass sie bis zur nächsten nicht hungrig wird.

Die **Fett**weg!-
Kandidaten im Gespräch

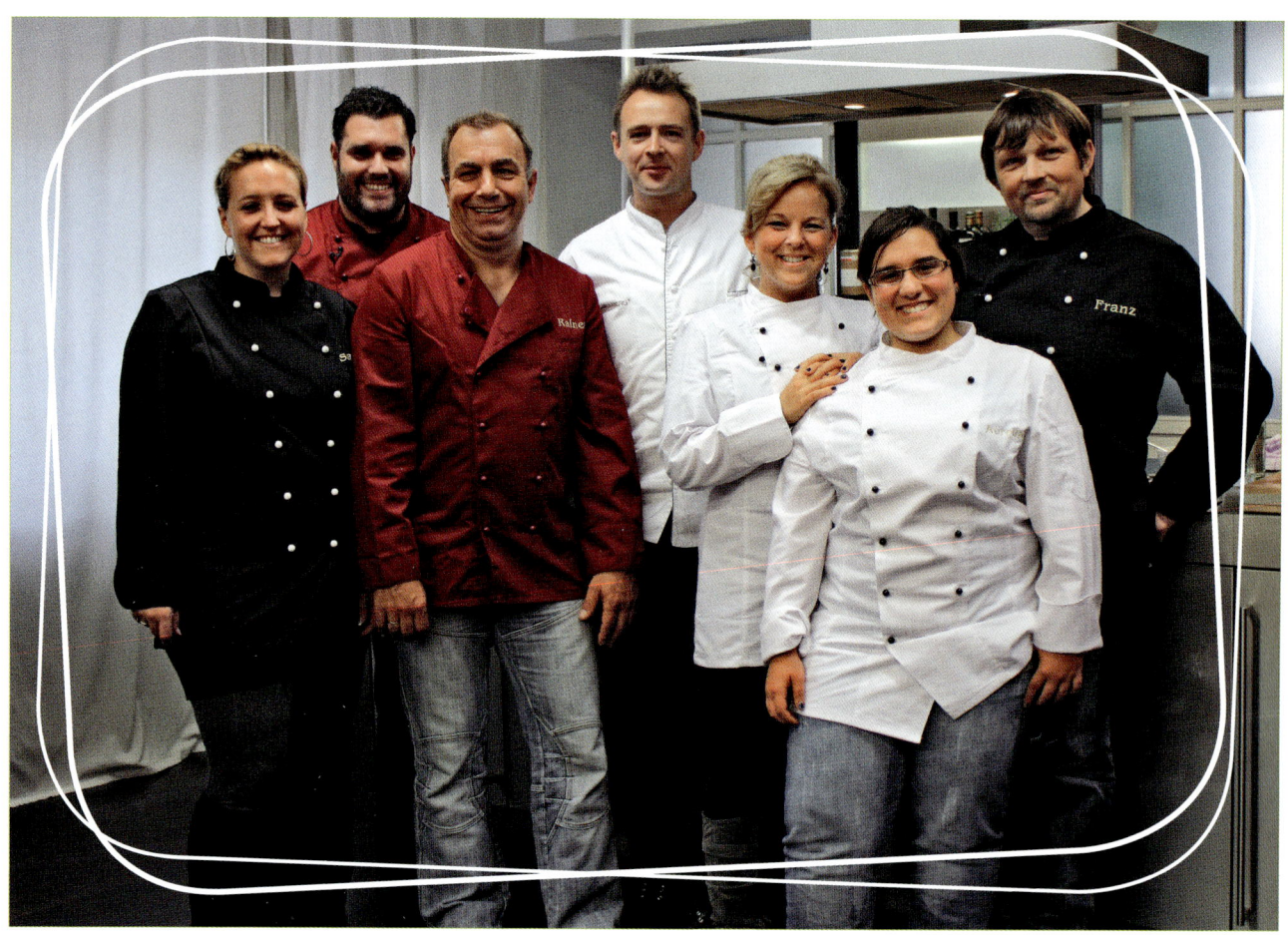

Wie geht es den sechs **Fett**weg!-Kandidaten 1 Jahr nach dem
Beginn der Ernährungsumstellung? In einem kleinen Interview haben
Aurelia, Daniel, Franz, Rainer, Sabine und Stevani von ihren Erfahrungen, Problemen und Highlights erzählt und einige Tricks verraten,
was ihnen beim Durchhalten geholfen hat.

Was haben Sie sich von **Fett**weg**!** erhofft und haben sich Ihre Erwartungen erfüllt?

Stevani: „Ich habe mir eine neue und alltagstaugliche Lebensweise und natürlich ein paar Kilos weniger erhofft. Sind meine Erwartungen erfüllt worden? Ein ganz klares Nein! Sie sind übertroffen worden! Ich bekomme so viele Komplimente am Tag, dass ich sie eigentlich einfrieren müsste."

Sabine: „Ich habe gehofft, einen Weg zu finden, mich gesünder zu ernähren und die Begeisterung für Sport zu entdecken. Ernährungstechnisch habe ich viel dazugelernt, mehr Sport treibe ich leider immer noch nicht."

Wie hat sich Ihr Leben mit **Fett**weg**!** verändert?

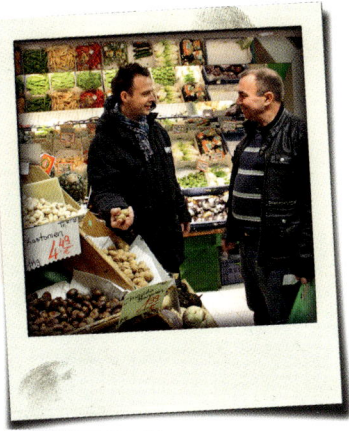

Stevani: „Alles hat sich verändert. Zum Leidwesen meiner Umwelt achte ich sehr darauf, was ich esse, und gehe nicht mehr dauernd mit Freunden Eis essen oder suche Fast Food-Ketten auf. Ich bin auch aktiver, fühle mich leichter, wenn ich mich bewege."

Rainer: „Seit ich weiß, dass ich eine Vorstufe von Diabetes habe, achte ich viel mehr auf meine Ernährung und kann die Krankheit so vielleicht noch stoppen. Ohne **Fett**weg**!** hätte ich das vielleicht nicht so schnell festgestellt."

Sabine: „Ich ernähre mich bewusster, koche selber, und was das Wichtigste ist: Rückfälle in die alten Essgewohnheiten sind heute nur noch Ausnahmen, nicht mehr die Regel."

Was ist Ihnen besonders leicht-/schwergefallen beim Umsetzen des Energiedichte-Prinzips?

Stevani: „An sich ist mir die Umsetzung leichtgefallen. Früher habe ich viel Brot gegessen, das vermisse ich bis heute doch noch sehr."

Franz: „Zu Hause lässt sich das Energiedichte-Prinzip gut umsetzen. Ich tue mich jedoch schwer, wenn ich in Gaststätten esse oder bei Freunden eingeladen bin."

Daniel: „Mir ging das Abnehmen am Anfang ein bisschen zu langsam, sodass ich auf eigene Faust versucht habe, schneller abzunehmen, und dabei vollständig auf Kohlenhydrate verzichtet habe. Nach einem Gespräch mit Prof. Schusdziarra wurde mir aber klar, dass das nicht der richtige Weg ist, dafür esse ich Kohlenhydrate wie Nudeln oder Brot einfach zu gern. Ich verzichte jetzt abends darauf, esse mittags aber nach wie vor Reis & Co. und nehme trotzdem ab."

Die **Fett**weg!- Kandidaten im Gespräch

Was ist für Sie besser/schlechter, wenn Sie das Energiedichte-Prinzip mit einer klassischen Diät vergleichen?

Franz: „Ich habe schon die eine oder andere Diät erfolglos gemacht, da ich danach in meine alten Verhaltensweisen zurückgefallen bin. Mir gefällt bei diesem Prinzip, dass ich auf nichts verzichten muss und mich ausgewogen ernähre. Es dauert zwar eine Weile, bis sich der Erfolg zeigt, aber es lohnt sich. Ich habe meine Ernährung dauerhaft umgestellt."

Aurelia: „Wichtig finde ich, dass es keine ‚verbotenen' Lebensmittel gibt. Man darf alles essen, Süßigkeiten und Fast Food aber eben nur in kleinen Mengen. So kommt kein Heißhunger auf wie bei klassischen Diäten, bei denen man tagelang auf Sachen verzichtet, bis man dann doch schwach wird."

Haben Sie einen Tipp, damit das Durchhalten der Ernährungsumstellung leichter fällt?

Franz: „Bei mir hat sich das Ernährungsprotokoll sehr gut bewährt. Wenn man alles aufschreibt, dann überlegt man es sich vorher genau, ob man dies oder jenes isst."

Aurelia: „Man darf sich auf keinen Fall stressen und zu sehr unter Druck setzen. Es gibt immer Tage, an denen es besser läuft, und solche, an denen es nicht so gut klappt. Außerdem sollte man offen für Neues sein und sich mal an andere Lebensmittel oder Sportarten herantrauen."

Stevani: „Ich sehe jeden Tag als neue Herausforderung und lasse mich von einem nicht so erfolgreichen Tag nicht unterkriegen. Die sind nämlich nicht das Ende, sondern nur ein kleiner Umweg zum Ziel."

Haben Sie einen Tipp, wie man regelmäßigen Sport in den Alltag integrieren kann?

Stevani: „Sport fängt für mich schon im Kleinen an. Zum Beispiel gehe ich zu Fuß zur Arbeit und lasse häufiger das Auto stehen. Das spart auch das lästige Parkplatzsuchen und Benzin! Außerdem bevorzuge ich mittlerweile Treppen statt Aufzug oder Rolltreppe."

Franz: „Mir fällt regelmäßiger Sport leichter, wenn ich mit anderen zusammen was mache, sprich: mit Freunden radeln gehe oder Fußball spiele. So fällt das Durchhalten leichter, und gleichzeitig ist man unter Menschen. Ansonsten nehme ich öfter das Rad, wenn ich kleine Besorgungen erledigen muss."

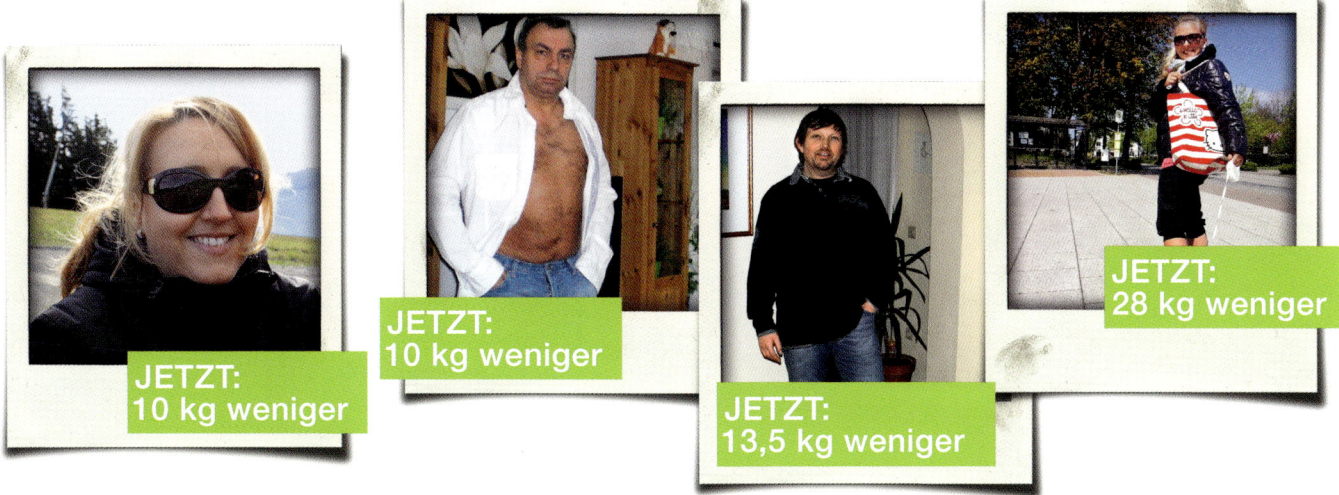

JETZT:
10 kg weniger

JETZT:
10 kg weniger

JETZT:
13,5 kg weniger

JETZT:
28 kg weniger

Wie hat sich Ihr Kochverhalten geändert?

Sabine: „Früher habe ich Kochen als eine Belastung angesehen, dementsprechend oft kam die Tiefkühlpizza auf den Tisch. Heute koche ich gerne und schätze die leckeren, selbst zubereiteten Mahlzeiten sehr. Es gibt viele einfache Gerichte, die schnell fertig sind und sich auch gut im Alltag integrieren lassen."

Kaufen Sie jetzt andere Lebensmittel als vor der Ernährungsumstellung und wenn ja welche?

Sabine: „Ich achte deutlich mehr auf den Kalorien- und Fettgehalt von Lebensmitteln und greife mittlerweile zu den fettarmen Varianten wie Magerquark oder -joghurt. Auch beim Fleisch bevorzuge ich Hühnchen, Pute oder Tatar und esse nur noch selten paniertes Schnitzel."

Stevani: „Ich kaufe und esse fast jeden Tag frischen Salat. Auch fettarmes Fleisch wie Geflügel steht seit der Ernährungsumstellung viel häufiger auf meinem Tisch."

Fällt es Ihnen leicht, die verlorenen Kilos zu halten?

Sabine: „Im Großen und Ganzen klappt es ganz gut, ich pendele immer 1-2 kg rauf und auch wieder runter. Ich würde allerdings gerne noch weiter abnehmen, damit hapert es jedoch zurzeit."

Aurelia: „Durch meinen niedrigen Grundumsatz fällt mir weder das Abnehmen leicht noch das Gewichthalten, aber ich bleibe dran und habe es mittlerweile auch ganz gut im Griff."

Zwei Lieblingsgerichte der Kandidaten

Der **Fett**weg!-Tipp

Tauschen Sie das gemischte Hackfleisch durch mageres Rinderhackfleisch aus. Erhöhen Sie zusätzlich die Gemüse-menge, indem Sie 2 Möhren und 2 Stangen Staudensellerie verwenden. Dadurch wird die Sauce auch würziger. Nehmen Sie abschließend statt des herkömmlichen fettreduzierten Mozzarella. Die Energiedichte des ursprünglichen Lasagnerezepts ist zwar mit 1,2 kcal/g im grünen Bereich, der Fettgehalt und die Kalorien pro Portion sind jedoch zu hoch. Beide Werte konnten wir in der abgeänderten Version deutlich senken.

FRÜHER	JETZT
Nährwertangaben pro Portion	Nährwertangaben pro Portion
Energiedichte 1,2 kcal/g	**Energiedichte 1,0 kcal/g**
873 kcal	636 kcal
Fett 49 g	Fett 29 g
Eiweiß 50 g	Eiweiß 35 g
Kohlenhydrate 59 g	Kohlenhydrate 59 g

Aurelias Lieblingsgericht

Lasagne

Für 4 Portionen

1 Möhre
1 Zwiebel
1 Stange Staudensellerie
2 EL Olivenöl
500 g gemischtes Hackfleisch
3 Dosen stückige Tomaten (à 425 g)
Salz, Pfeffer
Zucker
30 g Margarine
30 g Mehl
400 ml Milch (1,5 % Fett)
Muskatnuss
12 Lasagneblätter
2 Kugeln Mozzarella (à 125 g)

Möhre und Zwiebel schälen und beides in kleine Würfel schneiden. Den Stauden-sellerie putzen, waschen und ebenfalls fein würfeln.

In einer beschichteten Pfanne das Öl erhitzen und das Gemüse zusammen mit dem Hackfleisch darin anbraten. Die Dosentomaten zugeben und ca. 1 Stunde bei geringer Hitze kochen. Mit Salz, Pfeffer und 1 Prise Zucker abschmecken.

Den Backofen auf 200 °C Ober- und Unterhitze (180 °C Umluft) vorheizen.

Für die Béchamelsauce die Margarine in einen Topf geben und schmelzen lassen. Das Mehl einrühren und die Milch unter ständigem Rühren nach und nach zufügen. Die Sauce so lange kochen, bis sie dickflüssig und glatt ist. Anschließend mit Salz, Pfeffer und Muskatnuss abschmecken.

Den Boden einer Auflaufform mit ein wenig Tomaten-Hackfleisch-Sauce bedecken und die Zutaten in folgender Reihenfolge darin schichten: eine Lage Lasagneblätter, Tomaten-Hackfleisch-Sauce, Béchamelsauce. So lange fortfahren, bis alle Zuta-ten aufgebraucht sind, die letzte Schicht sollte jedoch Béchamelsauce sein. Den Mozzarella in dünne Scheiben schneiden, darauf verteilen und im vorgeheizten Backofen ca. 30 Minuten backen.

Die Lieblingsrezepte der Kandidaten vor der Ernährungsumstellung. In **schwarz** markiert sind die Lebensmittel, die zum Erreichen einer geringeren Energiedichte ausgetauscht werden können.

Der **Fett**weg!-Tipp

Verwenden Sie statt des gemischten Hackfleischs mageres Rinderhackfleisch und nehmen Sie nur die Hälfte der angegebenen Menge. Erhöhen Sie parallel dazu die Gemüsemenge, indem Sie den restlichen Wirsing (ca. 300 g) in feine Streifen schneiden und diese nach dem Anbraten der Rouladen in den Topf geben.

FRÜHER	JETZT
Nährwertangaben pro Portion	Nährwertangaben pro Portion
Energiedichte 1,8 kcal/g	**Energiedichte 1,2 kcal/g**
739 kcal	448 kcal
Fett 53 g	Fett 30 g
Eiweiß 53 g	Eiweiß 31 g
Kohlenhydrate 13 g	Kohlenhydrate 13 g

Rainers Lieblingsgericht

Wirsingrouladen

Für 8 Rouladen

8 Wirsingblätter
Salz
2 kleine Zwiebeln
1 kg gemischtes Hackfleisch
1 Ei
50 g Paniermehl
Pfeffer
edelsüßes Paprikapulver
3 EL Sonnenblumenöl
400 ml Gemüsebrühe
heller Saucenbinder

Die Wirsingblätter putzen, kurz in kochendem Salzwasser kochen, gut abtropfen lassen und zwischen Küchentüchern gründlich trocken tupfen.

Die Zwiebeln schälen und fein würfeln, davon die Hälfte beiseitelegen. Den Rest mit dem Hackfleisch, Ei und Paniermehl vermischen. Die Masse kräftig mit Salz, Pfeffer und Paprikapulver würzen.

Die Wirsingblätter ausbreiten und darauf die Hackfleischmischung gleichmäßig verteilen. Anschließend die Blätter einschlagen und zu Rouladen aufrollen. Diese mit Küchengarn fest zubinden oder mit Rouladennadeln zusammenstecken.

Das Öl in einem Topf erhitzen, die restlichen Zwiebelwürfel sowie die Wirsingrouladen zugeben und beides kurz anbraten. Anschließend mit Gemüsebrühe aufgießen, aufkochen und zugedeckt bei geringer Hitze ca. 45 Minuten kochen.

Die Kohlrouladen herausnehmen und die Sauce abschmecken. Diese dann mit Saucenbinder abbinden und über die Kohlrouladen geben.

Servieren Sie dazu Salzkartoffeln.

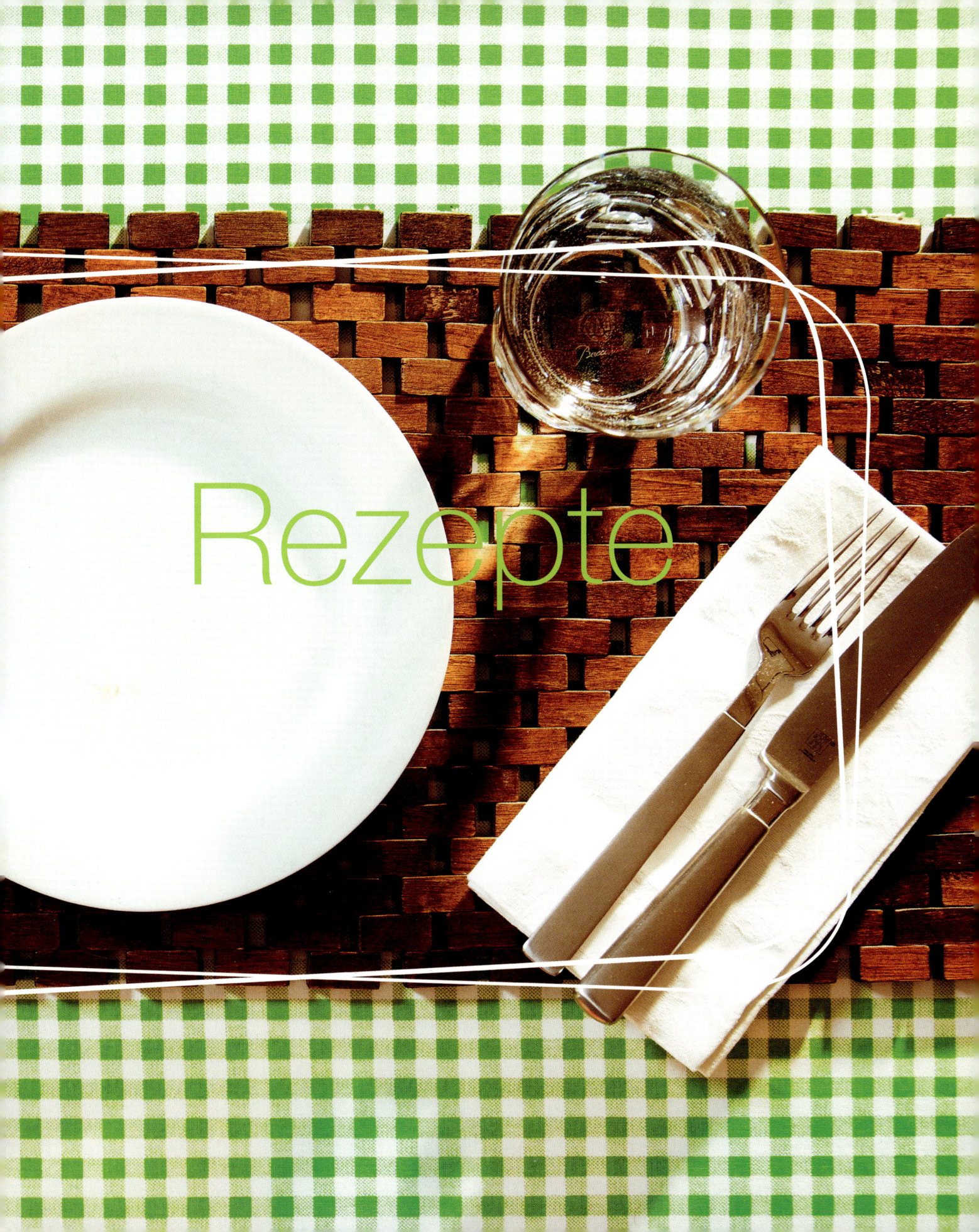

Rezepte

Um sich saisonal und vielseitig zu ernähren, bietet sich ein Obst- und Gemüse-kisten-Abo an, das Ihnen regelmäßig ins Haus geliefert wird. Es enthält neben den Klassikern wie Gurke und Tomate nicht ganz so gängige Gemüsesorten wie etwa Pastinaken, die in der Regel von einem Hof aus der näheren Umgebung kommen.

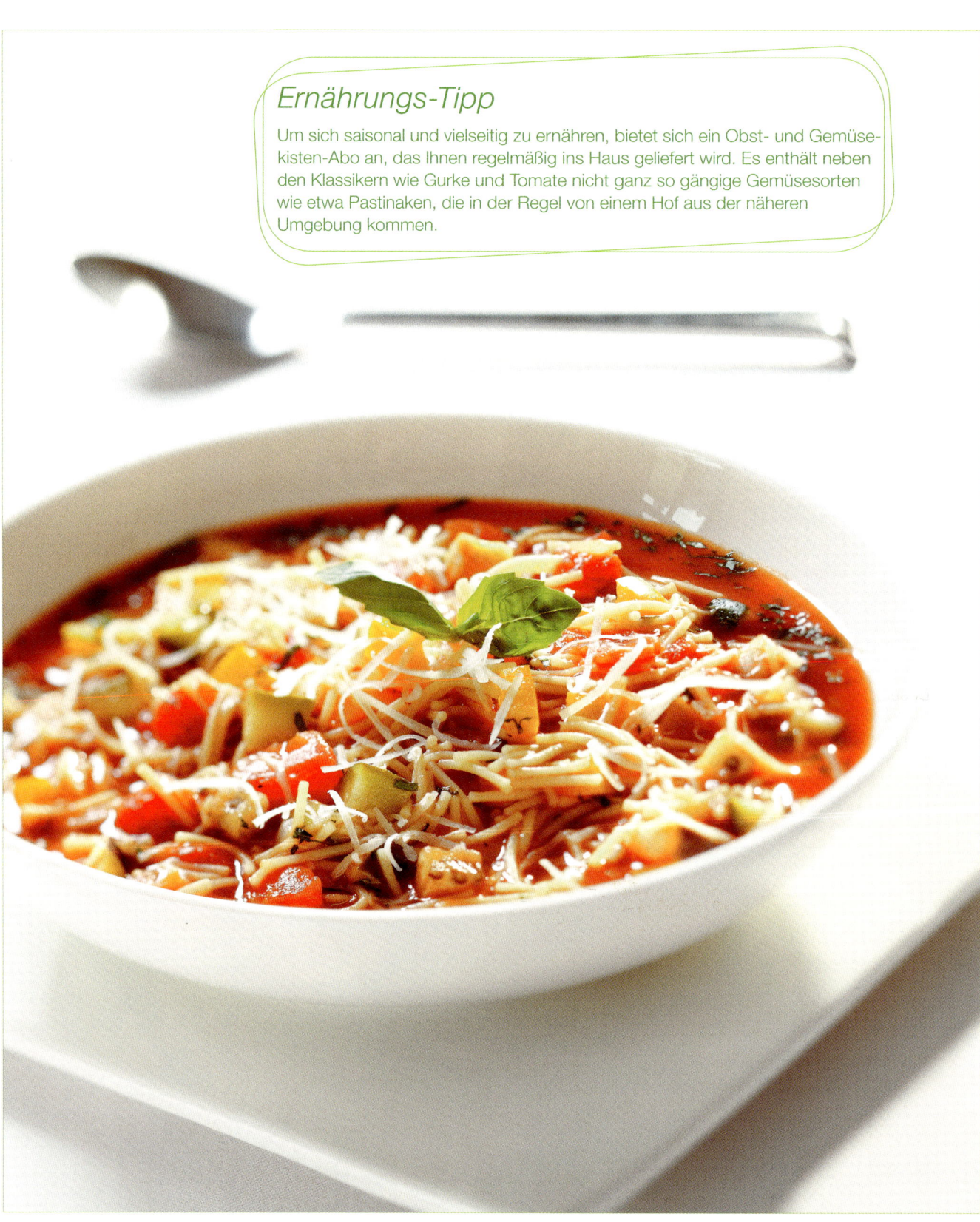

Nährwertangaben pro Portion
Energiedichte 0,5 kcal/g
238 kcal
14 g Fett
9 g Eiweiß
19 g Kohlenhydrate

Minestrone

Für 6 Portionen

Zubereitungszeit: 35 Minuten

1 Zucchini
1 Aubergine
2 Zwiebeln
1 Knoblauchzehe
1 gelbe Paprikaschote
3 EL Olivenöl
1 Dose stückige Tomaten (425 g)
1,5 l Gemüsebrühe
100 g Nudeln (z. B. Fadennudeln)
5 Stängel Basilikum
1 Stängel Salbei
50 g Parmesan

Zucchini und Aubergine putzen, waschen und in Würfel schneiden. Zwiebeln und Knoblauchzehe schälen, beides fein würfeln. Die Paprikaschote waschen, Kerne und weiße Innenhäute entfernen und ebenfalls in Würfel schneiden.

In einem Topf 1 EL Olivenöl erhitzen und Zwiebel- sowie Knoblauchwürfel darin kurz andünsten. Das klein geschnittene Gemüse sowie die Tomaten zugeben, mit Brühe aufgießen und einmal aufkochen. Bei geringer Hitze ca. 15 Minuten garen.

Nach etwa der Hälfte der Kochzeit, je nach Sorte, die Nudeln hinzugeben. Die Kräuter waschen, trocken schütteln, die Blätter abzupfen und fein hacken. Zusammen mit dem restlichen Olivenöl zur Minestrone geben. Den Parmesan reiben und vor dem Servieren über die Suppe streuen.

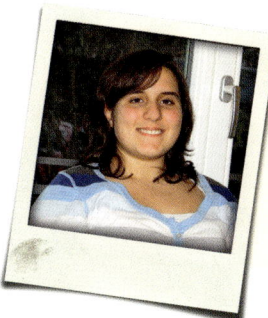

Aurelia:
„Meine Eltern kommen aus Italien, Minestrone kommt von daher bei uns zu Hause oft auf den Tisch."

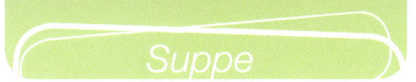
Nährwertangaben pro Portion
Energiedichte 0,3 kcal/g
75 kcal
4 g Fett
2 g Eiweiß
6 g Kohlenhydrate

Tomatensuppe

Für 4 Portionen

Zubereitungszeit: 30 Minuten

6 Strauchtomaten
1 Zwiebel
1 Knoblauchzehe
1 EL Olivenöl
1 Dose geschälte Tomaten (850 g)
1 TL getrockneter Oregano
Salz, Pfeffer
1 Prise Zucker
2 EL saure Sahne

Die Tomaten waschen, Strunk entfernen und in grobe Würfel schneiden. Zwiebel und Knoblauch schälen und fein hacken.

Das Öl in einem Topf erhitzen, Zwiebel und Knoblauch darin anschwitzen. Die Tomatenwürfel sowie Dosentomaten zugeben, aufkochen und bei geringer Hitze zugedeckt ca. 15 – 20 Minuten köcheln. Die Suppe mit einem Pürierstab pürieren, nach Belieben durch ein Sieb passieren. Oregano zugeben und mit Salz, Pfeffer sowie Zucker abschmecken. Mit einem Klecks saurer Sahne verfeinern.

Koch-Tipp

Denken Sie voraus: Kochen Sie ein oder zwei Portionen mehr und nehmen Sie diese am nächsten Tag mit zur Arbeit oder frieren Sie sie ein für Tage, an denen Sie keine Zeit zum Kochen haben.

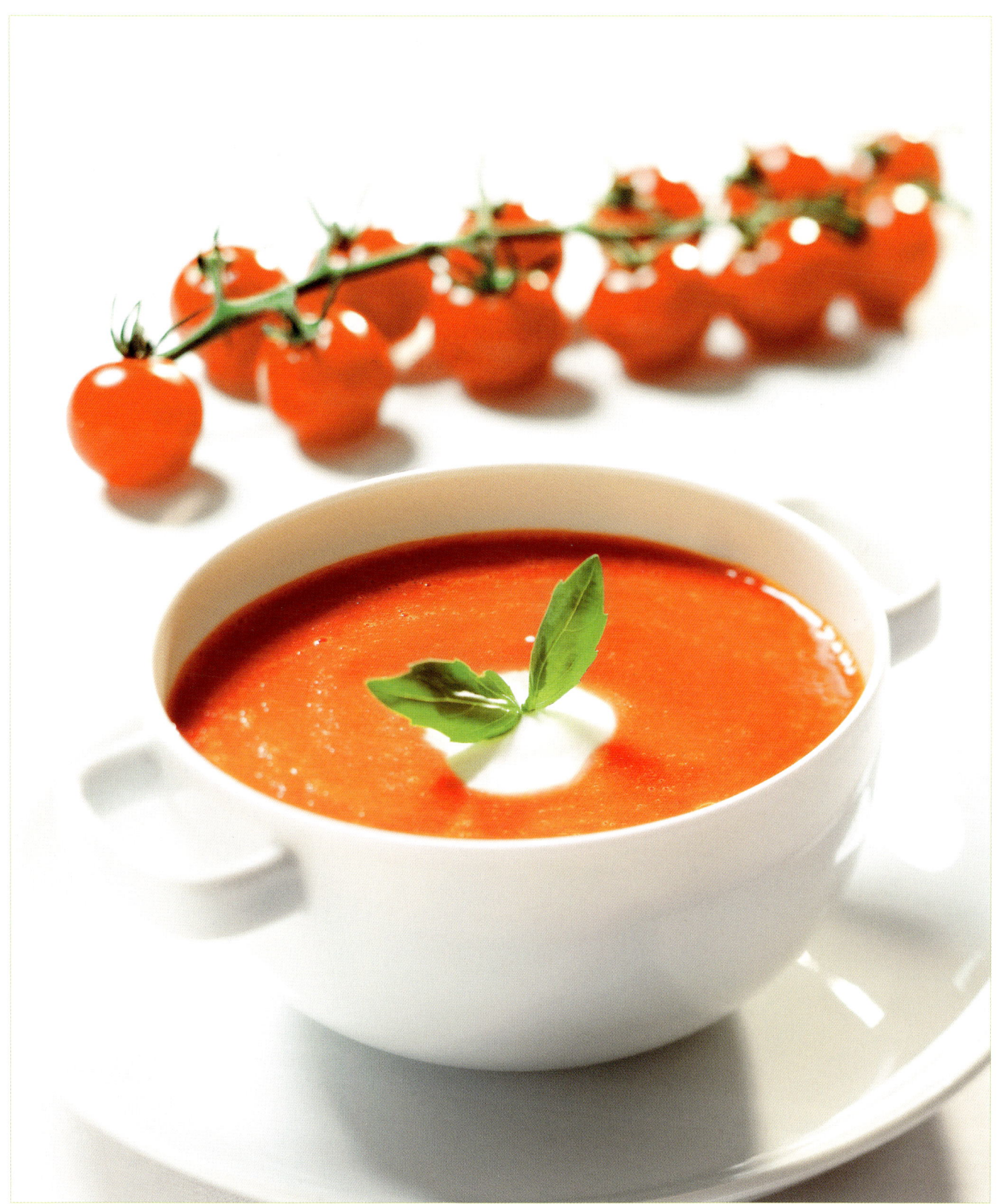

Nährwertangaben pro Portion
Energiedichte 0,5 kcal/g
305 kcal
14 g Fett
8 g Eiweiß
36 g Kohlenhydrate

Kartoffelsuppe

Für 4 Portionen

Zubereitungszeit: 45 Minuten

700 g mehligkochende Kartoffeln
300 g Möhren
150 g Knollensellerie
1 Stange Lauch
1 Zwiebel
1 l Gemüsebrühe
1 Lorbeerblatt
1 Nelke
1 TL getrockneter Liebstöckel
125 ml Sahne
Salz, Pfeffer
Muskatnuss
1 Bund Schnittlauch

Kartoffeln, Möhren und Knollensellerie schälen, waschen und grob würfeln. Den Lauch putzen, waschen, längs halbieren und in Scheiben schneiden. Die Zwiebel schälen und würfeln.

Das gesamte Gemüse sowie die Zwiebelwürfel zusammen mit der Gemüsebrühe in einen Topf geben. Lorbeerblatt mit Nelke spicken und mit Liebstöckel zugeben. Aufkochen und bei geschlossenem Deckel und geringer Hitze ca. 15–20 Minuten kochen, bis die Kartoffeln weich sind.

Ein Drittel des Gemüses herausnehmen. Das Lorbeerblatt mit der Nelke entfernen. Die Kartoffelsuppe mit der Sahne aufgießen und mit einem Pürierstab pürieren. Das gegarte Gemüse wieder zugeben, heiß werden lassen, anschließend mit Salz, Pfeffer und Muskatnuss abschmecken.

Den Schnittlauch waschen, trocken schütteln, in feine Röllchen schneiden und vor dem Servieren auf die Suppe streuen.

Variante

Für eine cremigere Kartoffelsuppe können Sie auch das gesamte Gemüse pürieren.

Nährwertangaben pro Portion
Energiedichte 1,0 kcal/g
274 kcal
8 g Fett
7 g Eiweiß
44 g Kohlenhydrate

Gnocchi-Salat

Für 4 Portionen

Zubereitungszeit: 25 Minuten

500 g Gnocchi (aus dem Kühlregal)
200 g Kirschtomaten
1 Bund Rucola
2 Frühlingszwiebeln
4 getrocknete Tomaten in Öl
1 EL Weißweinessig
2 EL Öl (von den getrockneten Tomaten)
200 g Naturjoghurt (1,5 % Fett)
2 Zweige Oregano
1 Zweig Rosmarin
Salz, Pfeffer

Die Gnocchi wie auf der Packung angegeben zubereiten und nach dem Kochen gut abtropfen lassen.

Die Kirschtomaten waschen und halbieren. Den Rucola putzen, waschen, trocken schleudern und in mundgerechte Stücke zupfen. Die Frühlingszwiebeln putzen, waschen und in dünne Ringe schneiden. Die getrockneten Tomaten klein schneiden und zusammen mit den Kirschtomaten, dem Rucola und den Frühlingszwiebeln zu den Gnocchi geben.

Weißweinessig, Öl und Naturjoghurt miteinander verrühren. Die Kräuter waschen, trocken schütteln, Blättchen bzw. Nadeln abzupfen und fein hacken. Unter den Joghurt rühren und mit Salz und Pfeffer würzen. Das Dressing über die Zutaten geben und vorsichtig mischen. Kurz durchziehen lassen und vor dem Servieren nochmals mit Salz und Pfeffer abschmecken.

Hinweis

Der Salat ist sowohl lauwarm als auch kalt sehr aromatisch. Sie können ihn gut am Abend vorher zubereiten und am nächsten Tag mit ins Büro nehmen. Hierzu die Sauce jedoch erst kurz vor dem Essen untermengen.

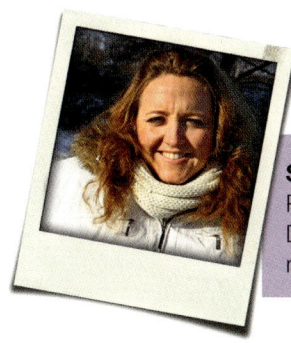

Sabine: „Ich bin ein großer Pasta- und Kartoffelfan. Der Salat schmeckt sowohl mir als auch meinem Sohn."

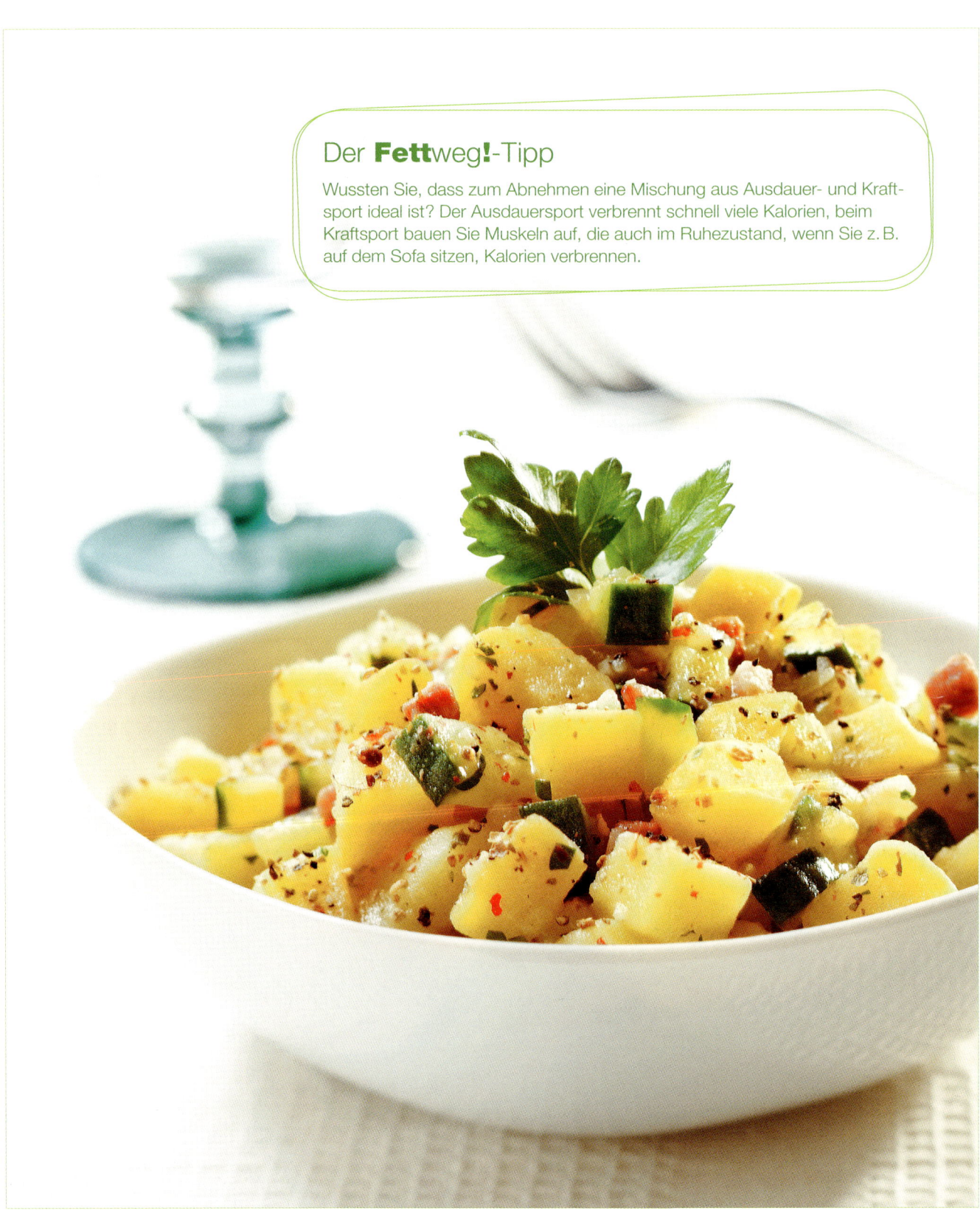

Der **Fett**weg!-Tipp

Wussten Sie, dass zum Abnehmen eine Mischung aus Ausdauer- und Kraft-sport ideal ist? Der Ausdauersport verbrennt schnell viele Kalorien, beim Kraftsport bauen Sie Muskeln auf, die auch im Ruhezustand, wenn Sie z. B. auf dem Sofa sitzen, Kalorien verbrennen.

Nährwertangaben pro Portion
Energiedichte 0,6 kcal/g
247 kcal
3 g Fett
13 g Eiweiß
40 g Kohlenhydrate

Kartoffelsalat
mit Schinken-Zwiebel-Sauce

Für 4 Portionen

Zubereitungszeit: 45 Minuten
plus 1 Stunde Ziehzeit

1 kg festkochende Kartoffeln
Salz
200 g Salatgurke
1 Knoblauchzehe
2 Zwiebeln
4 Stängel glatte Petersilie
150 g Schinkenwürfel
50 ml Weißweinessig
200 ml Gemüsebrühe
Pfeffer

Die Kartoffeln waschen und ungeschält in einem Topf in ausreichend Salzwasser gar kochen. Abschütten, etwas abkühlen lassen, jedoch noch heiß pellen. Anschließend vollständig auskühlen lassen und in Würfel schneiden.

Die Salatgurke putzen, waschen und in kleine Würfel schneiden. Knoblauch und Zwiebeln schälen, beides fein würfeln. Die Petersilie waschen, trocken schütteln, die Blätter abzupfen und fein hacken.

Die Schinkenwürfel in einer beschichteten Pfanne knusprig braten. Die Zwiebel- und Knoblauchwürfel zugeben und mit anschwitzen. Essig sowie Brühe zugießen und einmal aufkochen lassen. Mit Salz und Pfeffer kräftig würzen.

Die Kartoffeln mit dem Dressing, den Gurkenwürfeln und der Petersilie mischen und gut durchziehen lassen. Vor dem Servieren nochmals abschmecken.

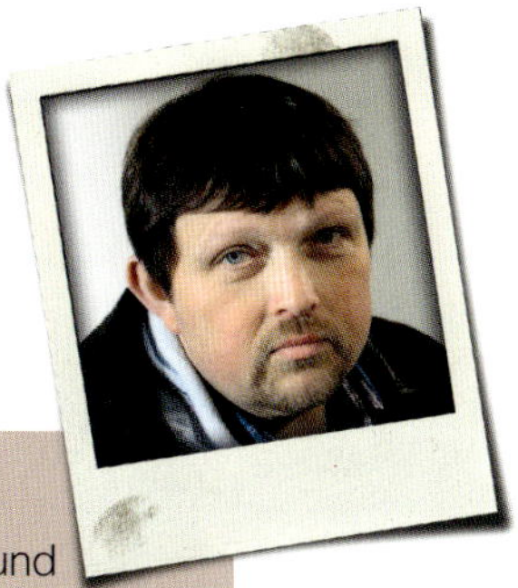

Franz: „Dieser deftige Kartoffelsalat gehört zu meinen Lieblingsrezepten und kommt oft bei unserer Brotzeit auf den Tisch."

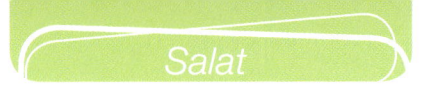

Nährwertangaben pro Portion
Energiedichte 1,4 kcal/g
509 kcal
29 g Fett
25 g Eiweiß
38 g Kohlenhydrate

Linsen-Feta-Salat

Für 4 Portionen

Zubereitungszeit: 30 Minuten

2 rote Zwiebeln
1 Möhre
6 Zweige Thymian
3 Stängel Minze
250 g rote Linsen
750 ml Gemüsebrühe
4 EL Olivenöl
2–3 EL Zitronensaft
Salz, Pfeffer
200 g Feta (fettreduziert)

Die Zwiebeln schälen und in dünne Ringe schneiden. Die Möhre putzen, schälen und in sehr kleine Würfel schneiden. Thymian und Minze waschen, trocken schütteln, die Blättchen abzupfen und fein hacken.

Die Linsen unter fließendem Wasser abspülen und wie auf der Packung angegeben ca. 10 Minuten in der Gemüsebrühe garen. Nach Ende der Garzeit die Linsen über einem Sieb abgießen. Mit der Minze, dem Thymian, den Zwiebeln, den Möhrenwürfeln und dem Öl vermengen. Anschließend mit Zitronensaft, Salz und Pfeffer abschmecken. Den Feta in Würfel schneiden und unter die Linsen mischen. Nach Belieben nochmals abschmecken.

Koch-Tipp

Linsen gehören zu den Hülsenfrüchten, die eiweißreich sind und lange sättigen. Anstelle der Linsen können Sie auch Kichererbsen aus der Dose verwenden und die Möhre gegen 2 Tomaten austauschen.

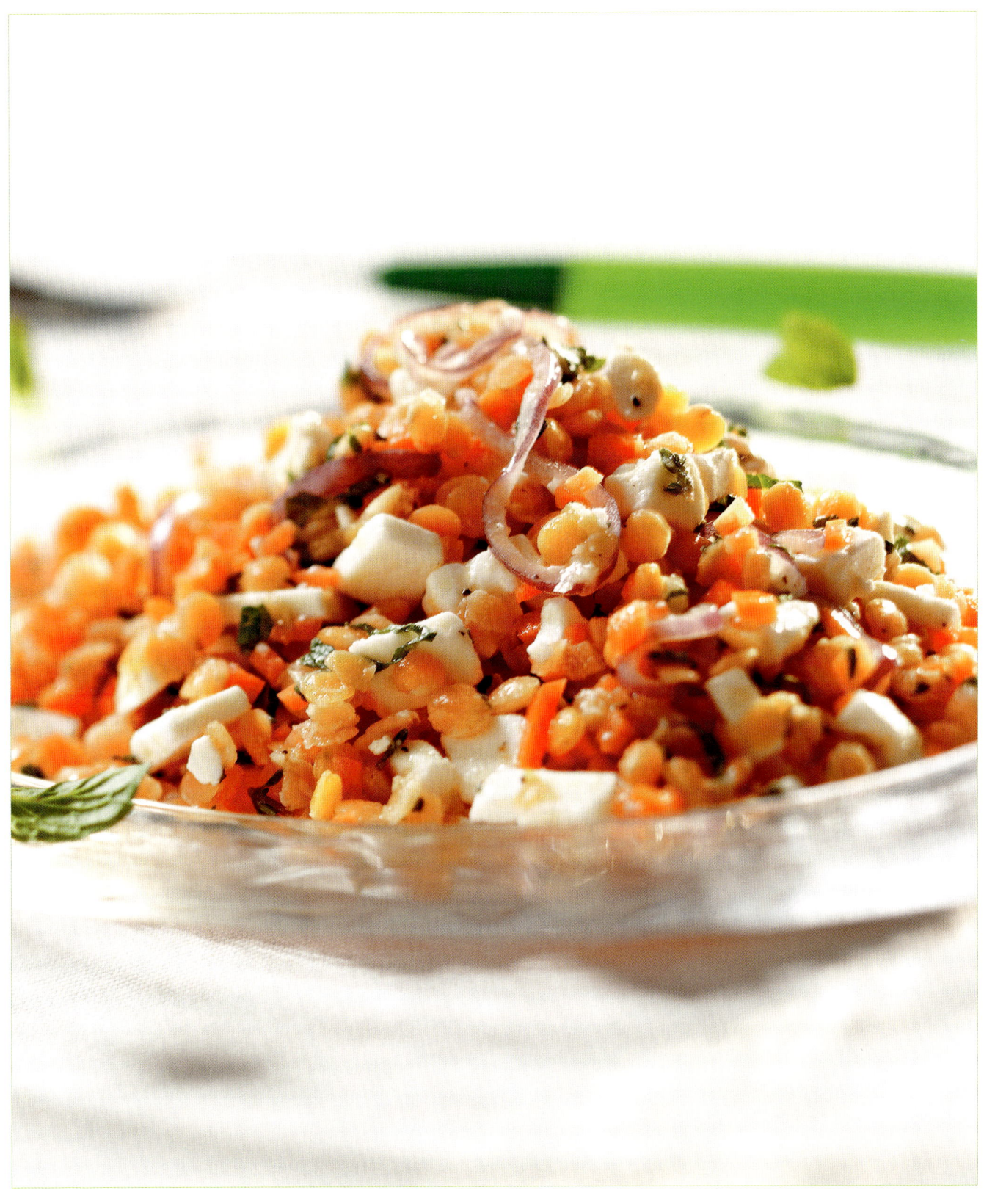

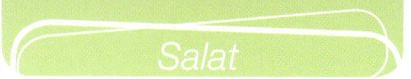

Nährwertangaben pro Portion
Energiedichte 1,1 kcal/g
291 kcal
16 g Fett
5 g Eiweiß
30 g Kohlenhydrate

Couscous-Salat

Für 4 Portionen

Zubereitungszeit: 25 Minuten

250 g Salatgurke
200 g Tomaten
3 Stangen Staudensellerie
1 rote Zwiebel
200 ml Gemüsebrühe
200 g Couscous (Instant)
100 ml Limettensaft
1 EL Ahornsirup
Salz, Pfeffer
3 EL Olivenöl
½ Bund glatte Petersilie
½ Bund Minze
150 g Naturjoghurt (1,5 % Fett)
50 g saure Sahne
2 TL Tandoori-Paste (Asialaden)

Die Gurke putzen, waschen, schälen und der Länge nach halbieren. Mit einem Teelöffel die Kerne herausschaben und das Fruchtfleisch in ca. 1 cm große Würfel schneiden. Die Tomaten waschen, Strunk entfernen, vierteln, entkernen und in ca. ½ cm große Würfel schneiden. Den Staudensellerie putzen, waschen und ebenfalls klein würfeln. Die Zwiebel schälen und in sehr dünne Ringe schneiden.

Die Gemüsebrühe aufkochen, den Couscous damit übergießen und mischen. Mit einem Teller zudecken und 5 Minuten quellen lassen, dann mit einer Gabel vorsichtig auflockern. Gemüsewürfel sowie die Zwiebelringe unterheben und mit Limettensaft, Ahornsirup, Salz und Pfeffer abschmecken. Zum Schluss das Olivenöl untermengen.

Die Kräuter waschen, trocken schütteln, die Blättchen abzupfen, grob hacken und unter den Salat heben.

Joghurt, saure Sahne und Tandoori-Paste miteinander verrühren, leicht salzen und pfeffern. Den Salat auf flachen Tellern verteilen und mit dem Tandoori-Joghurt servieren.

Info

Couscous ist grob gemahlener Grieß von Weizen, Gerste oder Hirse. Sie können ihn gut durch Bulgur ersetzen.

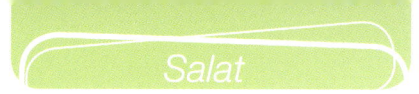
Nährwertangaben pro Portion
Energiedichte 1,0 kcal/g
342 kcal
29 g Fett
11 g Eiweiß
9 g Kohlenhydrate

Bauern-Salat

Für 2 Portionen

Zubereitungszeit: 30 Minuten

½ Eisbergsalat
1 kleine Salatgurke
4 Strauchtomaten
2 Frühlingszwiebeln
5 entsteinte schwarze Oliven
100 g Feta (fettreduziert)
2 EL Olivenöl
2 EL Weißweinessig
Salz, Pfeffer
1–2 TL Kräuter der Provence

Den Salat putzen, in mundgerechte Stücke zupfen, waschen und trocken schleudern. Die Gurke putzen, waschen und in Würfel schneiden.

Die Tomaten waschen, den Strunk entfernen und in Spalten schneiden. Frühlingszwiebeln putzen, waschen und in Ringe schneiden. Die Oliven ebenfalls in Ringe schneiden, den Feta klein bröseln. Alle Zutaten vorsichtig miteinander vermischen.

Öl und Essig miteinander verrühren und mit Salz, Pfeffer sowie Kräutern der Provence abschmecken. Das Dressing über den Salat geben und vor dem Servieren ein wenig ziehen lassen.

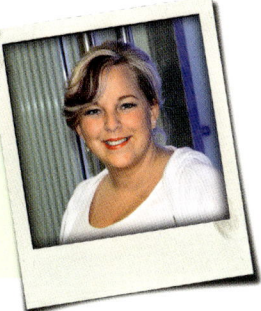

Stevani: „Diesen Salat nehme ich gerne mit ins Büro. Das Dressing bewahre ich separat auf und vermenge es erst kurz vor dem Essen mit den Salatzutaten."

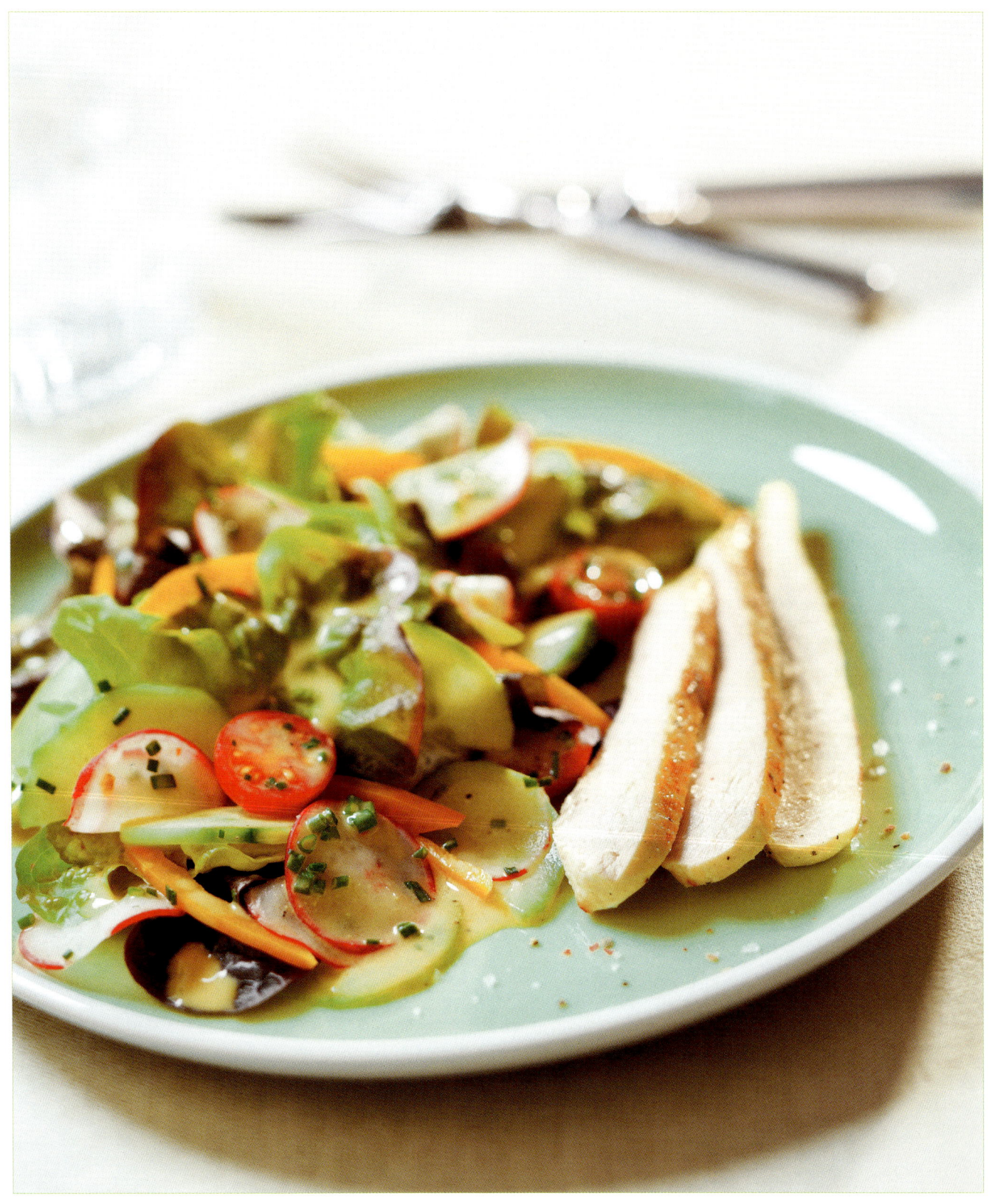

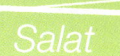
Nährwertangaben pro Portion
Energiedichte 0,6 kcal/g
193 kcal
7 g Fett
21 g Eiweiß
10 g Kohlenhydrate

Gemischter Salat

mit Hähnchenbrust

Für 4 Portionen

Zubereitungszeit: 40 Minuten

1 Eichblattsalat
1 Salatgurke
½ Bund Radieschen
100 g Kirschtomaten
1 gelbe Paprikaschote
1 Bund Schnittlauch
2 Knoblauchzehen
½ Zitrone
2 Hähnchenbrustfilets (à 150 g)
Salz, Pfeffer
2 EL Sonnenblumenöl
2 EL Weißweinessig
50 ml Gemüsebrühe
2 TL Senf
1 TL Zucker

Den Salat putzen, in mundgerechte Stücke zupfen, waschen und trocken schleudern. Die Salatgurke schälen, längs halbieren und in Scheiben schneiden. Die Radieschen putzen, waschen und in dünne Scheiben schneiden, die Kirschtomaten waschen und halbieren. Die Paprikaschote putzen, waschen, die Kerne sowie weiße Innenhäute entfernen und in dünne Streifen schneiden. Den Schnittlauch waschen, trocken schütteln und in feine Röllchen schneiden.

Die Knoblauchzehen schälen und fein würfeln, die Zitronenhälfte auspressen. Die Hähnchenbrustfilets waschen, trocken tupfen, salzen und pfeffern.

Das Öl in einer beschichteten Pfanne erhitzen, das Fleisch von beiden Seiten zusammen mit dem Knoblauch braten und mit dem Zitronensaft beträufeln. Anschließend herausnehmen und warm halten.

Essig und die Gemüsebrühe mit Senf, Salz, Pfeffer, Zucker sowie dem Schnittlauch verrühren.

Das Dressing mit den vorbereiteten Salatzutaten vermengen. Anschließend auf Tellern verteilen. Die Hähnchenbrustfilets in Scheiben schneiden, dazu anrichten, mit Salz und Pfeffer bestreuen und sofort servieren.

Der **Fett**weg**!**-Tipp

Nach einer Runde Walken, Joggen oder Schwimmen ist dieser Salat mit Hähnchenbrust die ideale Mahlzeit: reich an Vitaminen sowie Eiweiß und arm an Kalorien.

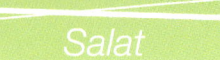
Nährwertangaben pro Portion
Energiedichte 1,3 kcal/g
127 kcal
7 g Fett
1 g Eiweiß
15 g Kohlenhydrate

Möhren-Apfel-Salat

Für 4 Portionen

Zubereitungszeit: 20 Minuten

2 EL Sonnenblumenöl
2 EL Apfelessig
2 EL Zitronensaft
Salz, Pfeffer
4 Möhren
2 Äpfel
¼ Bund Kerbel

Das Öl und den Apfelessig mit dem Zitronensaft zu einem Dressing verrühren. Mit Salz und Pfeffer würzen.

Die Möhren putzen und schälen. Die Äpfel waschen, schälen, vierteln und das Kerngehäuse entfernen. Möhren und Äpfel auf einer Küchenreibe grob raspeln, mit dem Dressing mischen und kurz ziehen lassen.

Kurz vor dem Servieren den Kerbel waschen, trocken schütteln, Blätter abzupfen, eventuell kleiner zupfen und unter den Salat mischen. Diesen abschließend noch einmal abschmecken und servieren.

Info

Achten Sie darauf, dass Sie zusammen mit Möhren immer ein wenig Fett verzehren. Die Vitamine in Möhren sind fettlöslich und können nur in Zusammenhang mit Fett vom Körper aufgenommen werden.

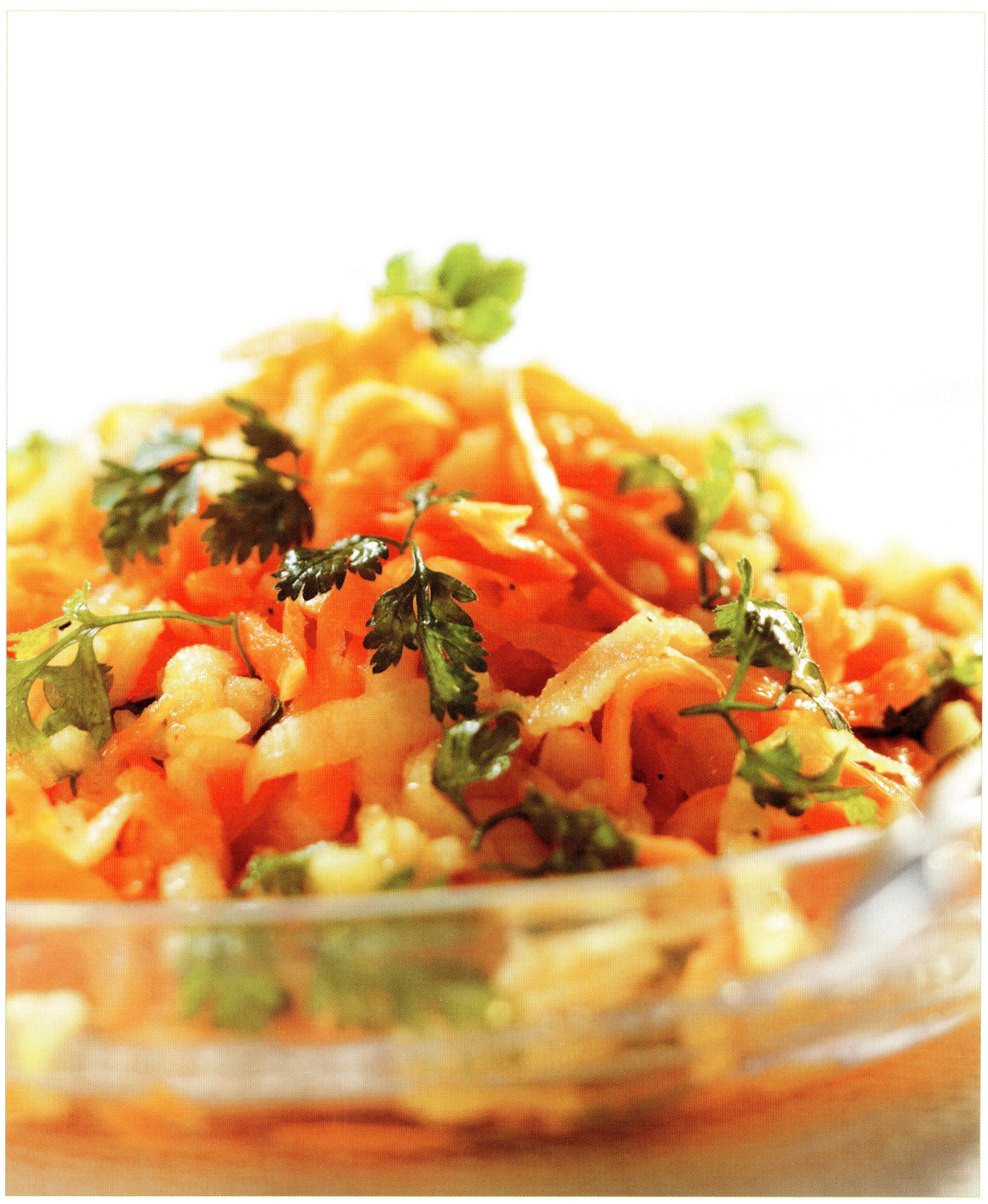

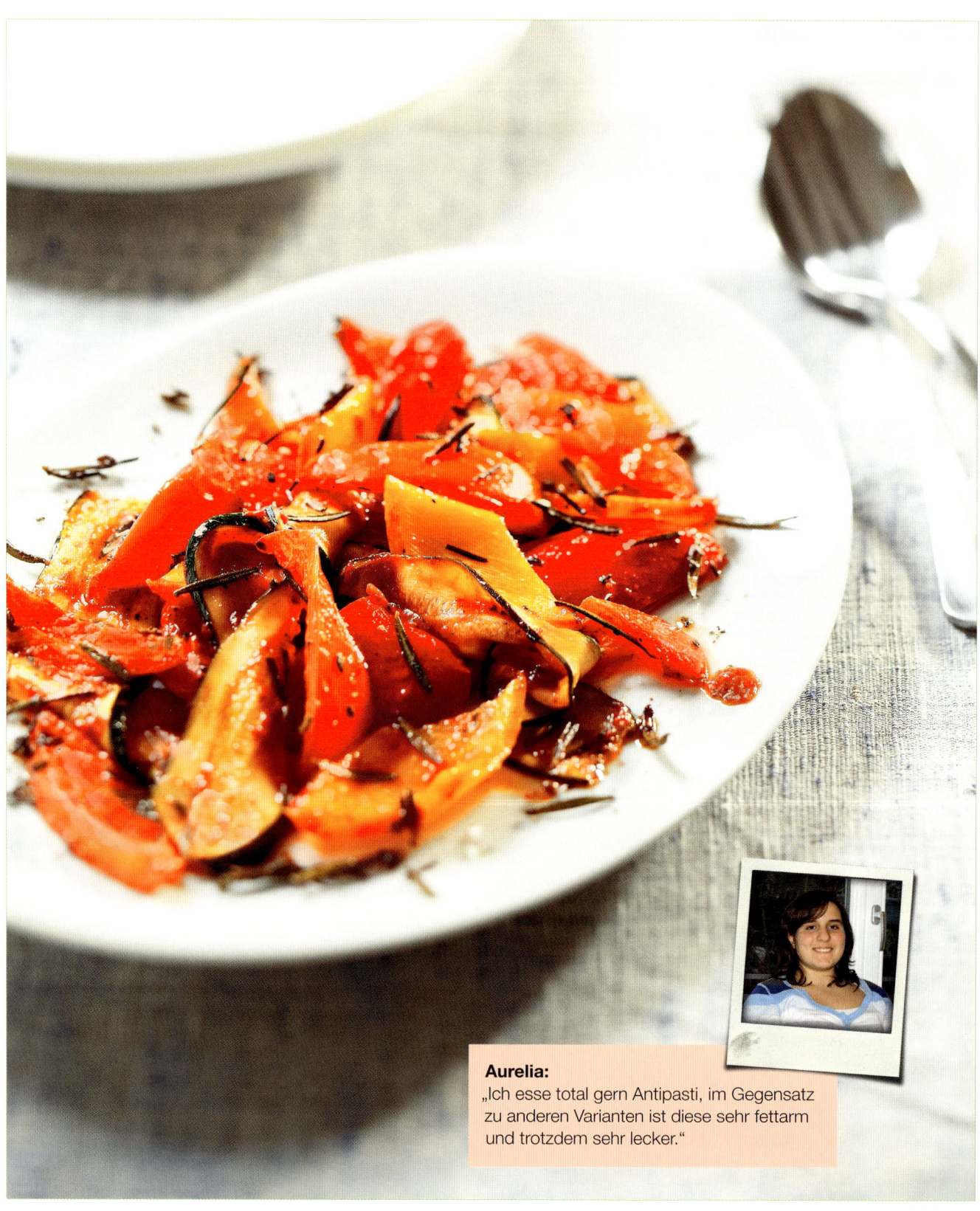

Aurelia:
„Ich esse total gern Antipasti, im Gegensatz zu anderen Varianten ist diese sehr fettarm und trotzdem sehr lecker."

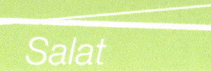

Nährwertangaben pro Portion
Energiedichte 0,5 kcal/g
115 kcal
7 g Fett
3 g Eiweiß
10 g Kohlenhydrate

Antipasti-Salat

Für 4 Portionen

Zubereitungszeit: 25 Minuten

3 Tomaten
2 rote Paprikaschoten
1 gelbe Paprikaschote
1 Zucchini
3 Knoblauchzehen
2 Zweige Rosmarin
2 EL Olivenöl
3 EL Tomatenmark
5 EL Gemüsebrühe
2 EL Rotweinessig
½ TL Zucker

Den Backofen auf 180 °C Ober- und Unterhitze (160 °C Umluft) vorheizen.

Die Tomaten waschen, den Strunk sowie die Kerne entfernen und jeweils in 8 Spalten schneiden. Die Paprikaschoten waschen, Kerne sowie weiße Innenhäute entfernen und in längliche Stücke schneiden. Die Zucchini putzen, waschen, längs halbieren und ebenfalls längs in dünne Scheiben schneiden. Die Knoblauchzehen schälen und halbieren. Den Rosmarin waschen, trocken schütteln und die Nadeln abzupfen.

Das Öl mit dem Tomatenmark verrühren. Paprika, Zucchini, Knoblauch und Rosmarin damit mischen und in einer feuerfesten Form verteilen. Anschließend im vorgeheizten Backofen ca. 15 Minuten garen. Die Tomaten untermischen und weitere 3 Minuten garen. Das Gemüse herausnehmen und etwas abkühlen lassen.

Abschließend die Gemüsebrühe mit Rotweinessig und Zucker verrühren, über das Gemüse geben und gut mischen. Noch lauwarm genießen.

Der **Fett**weg!-Tipp

Wiegen Sie sich nicht täglich, sondern an einem bestimmten Tag in der Woche direkt nach dem Aufstehen. Messen Sie zudem regelmäßig mit einem Maßband den Umfang von Bauch, Po und Oberschenkeln.

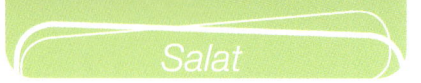

Nährwertangaben pro Portion
Energiedichte 1,5 kcal/g
375 kcal
24 g Fett
12 g Eiweiß
27 g Kohlenhydrate

Brotsalat
mit Thunfisch

Für 4 Portionen

Zubereitungszeit: 15 Minuten
plus 30 Minuten Ziehzeit

200 g Roggenbrot vom Vortag
2 Frühlingszwiebeln
2 Tomaten
½ Salatgurke
1 gelbe Paprikaschote
2 Knoblauchzehen
5 Stängel glatte Petersilie
6 EL Olivenöl
3 EL Weißweinessig
Salz, Pfeffer
1 Dose Thunfisch naturell (185 g)

Das Brot in große Würfel schneiden. Die Frühlingszwiebeln putzen, waschen und in Ringe schneiden. Die Tomaten waschen, den Strunk entfernen und in Würfel schneiden. Die Salatgurke putzen, waschen, schälen und ebenfalls würfeln. Die Paprikaschote waschen, Kerne sowie weiße Innenhäute entfernen und auch in Würfel schneiden. Die Knoblauchzehen schälen und leicht andrücken. Die Petersilie waschen, trocken schütteln, die Blättchen abzupfen und fein hacken.

In einer Pfanne 1 EL Öl erhitzen. Die Brotwürfel mit den Knoblauchzehen goldbraun rösten und die Zehen anschließend wieder entfernen.

Aus dem restlichen Öl, Weißweinessig und Petersilie ein Dressing anrühren und mit Salz und Pfeffer würzen. Die bereits vorbereiteten Zutaten mit dem Dressing vermischen und ca. 30 Minuten ziehen lassen. Den Thunfisch abtropfen lassen und mit einer Gabel zerpflücken. Unter den Salat geben und alles nochmals abschmecken.

Variante

Probieren Sie andere Kräuter aus. So schmeckt der Salat auch sehr gut mit Basilikum oder Koriander anstelle der Petersilie.

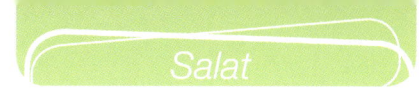

Nährwertangaben pro Portion
Energiedichte 1,5 kcal/g
370 kcal
29 g Fett
13 g Eiweiß
12 g Kohlenhydrate

Leichter Wurstsalat

Für 4 Portionen

Zubereitungszeit: 20 Minuten
plus 30 Minuten Ziehzeit

200 g Schinkenwurst (fettreduziert)
100 g würziger Bergkäse
(z. B. Greyerzer, Appenzeller)
6 EL Apfelessig
2 TL Senf
1 TL Meerrettich (aus dem Glas)
Salz, Pfeffer
2 Prisen Zucker
6 EL Wasser
6 EL Rapsöl
2 Gewürzgurken
1 kleine Salatgurke
½ Bund Radieschen
2 Frühlingszwiebeln
1 rote Zwiebel
1 Bund Schnittlauch
1 Kästchen Kresse

Wurst und Käse in dünne Streifen schneiden und in eine Schüssel geben.

Für die Marinade Essig, Senf und Meerrettich miteinander verrühren und mit Salz, Pfeffer sowie Zucker abschmecken. Das Wasser zugießen und das Öl langsam einrühren. Wurst und Käse mit der Marinade übergießen und alles gut vermengen, anschließend ca. 30 Minuten ziehen lassen.

In der Zwischenzeit die Gewürzgurken in dünne Scheiben schneiden. Die Salatgurke putzen, schälen, längs halbieren, mit einem Teelöffel die Kerne herauskratzen und klein würfeln. Die Radieschen putzen, waschen und in dünne Scheiben schneiden. Die Frühlingszwiebeln putzen, waschen und in Ringe schneiden. Die rote Zwiebel schälen, in dünne Ringe schneiden oder auf einer Küchenreibe fein hobeln. Den Schnittlauch waschen, trocken schütteln und in Röllchen schneiden, die Kresse mit einer Schere abschneiden.

Alle Zutaten unter den Wurstsalat mischen und nochmals abschmecken.

Franz:
„Eine leckere und kalorienarme Variante des sonst doch eher mächtigen Salatklassikers."

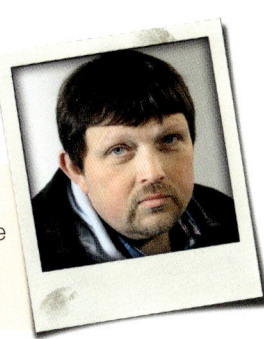

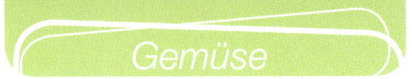

Nährwertangaben pro Portion
Energiedichte 0,4 kcal/g
206 kcal
9 g Fett
10 g Eiweiß
20 g Kohlenhydrate

Chili sin carne

Für 4 Portionen

Zubereitungszeit: 45 Minuten

2 Möhren
2 Stangen Staudensellerie
1 gelbe Paprikaschote
1 rote Paprikaschote
1 Zucchini
1 mittelgroße Zwiebel
1 Dose Kidneybohnen (425 g)
2 EL Olivenöl
500 ml passierte Tomaten
1 Dose stückige Tomaten (425 g)
1 EL gemahlener Kreuzkümmel
1 EL rosenscharfes Paprikapulver
1 EL getrockneter Oregano
Salz, Pfeffer
Tabasco
60 g saure Sahne

Das gesamte Gemüse putzen, waschen und gegebenenfalls schälen. Anschließend alles in kleine Würfel schneiden. Die Kidneybohnen abtropfen lassen und kurz abspülen.

In einem großen Topf das Öl erhitzen und zunächst die Möhren bei mittlerer Hitze ca. 5 Minuten anschwitzen. Dann das restliche Gemüse bis auf die Kidneybohnen zugeben und weitere 5 Minuten anschwitzen.

Die Kidneybohnen zusammen mit den passierten sowie stückigen Tomaten in den Topf geben. Alles zum Kochen bringen, zugedeckt bei geringer Hitze ca. 5 Minuten kochen und mit den Gewürzen, Oregano, Salz und Pfeffer abschmecken.

Zum Schluss das Chili mit Tabasco nach Geschmack schärfen und mit einem Klecks saurer Sahne heiß servieren.

Servier-Tipp

Sie können das Chili auch mit Reis kombinieren.

Der **Fett**weg**!**-Tipp

Achten Sie beim Einkauf auf die Inhaltsstoffe der Lebensmittel. Ein genauer Blick auf die Zutatenliste verrät einiges über versteckte Fette oder zu viel Zucker.

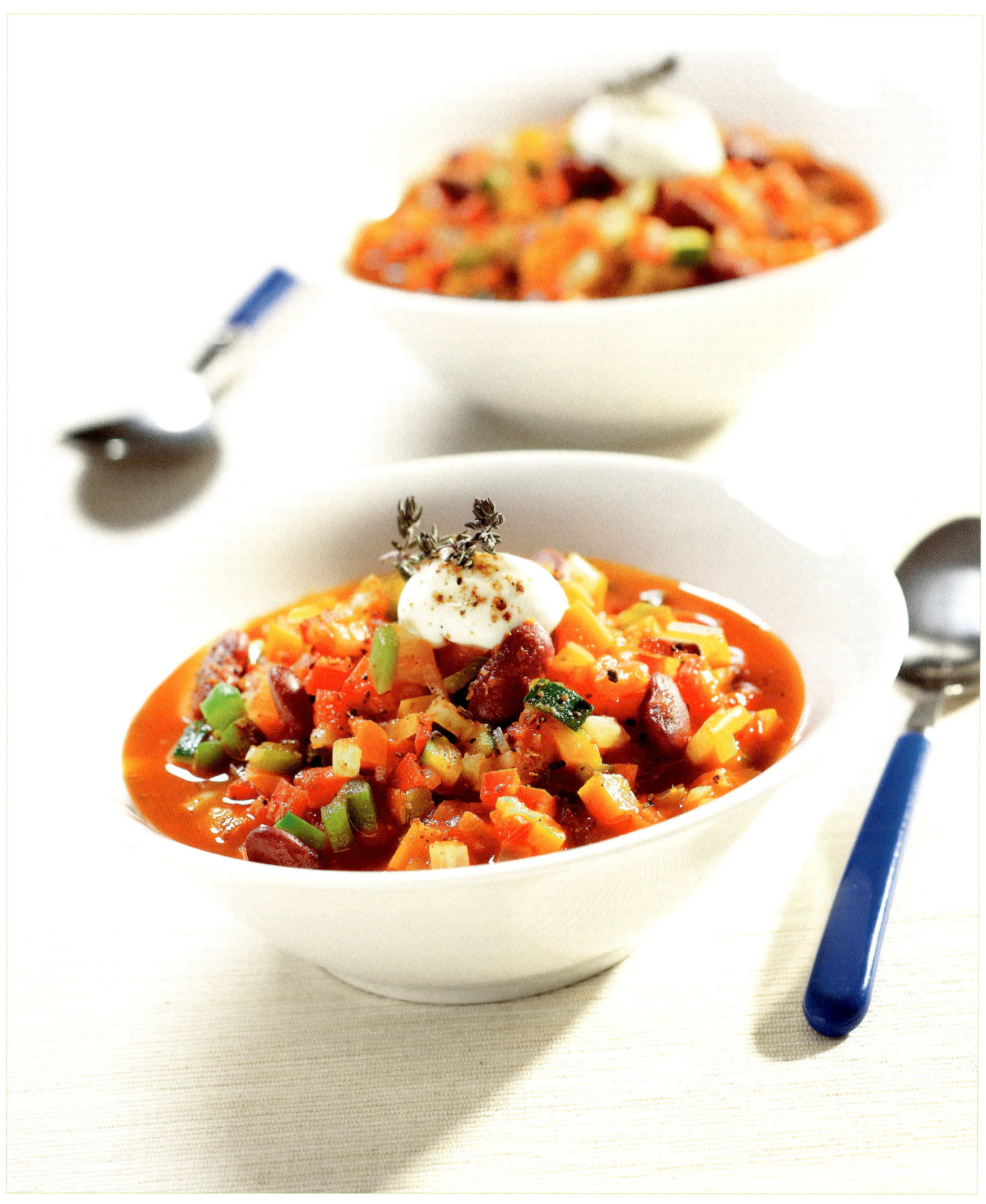

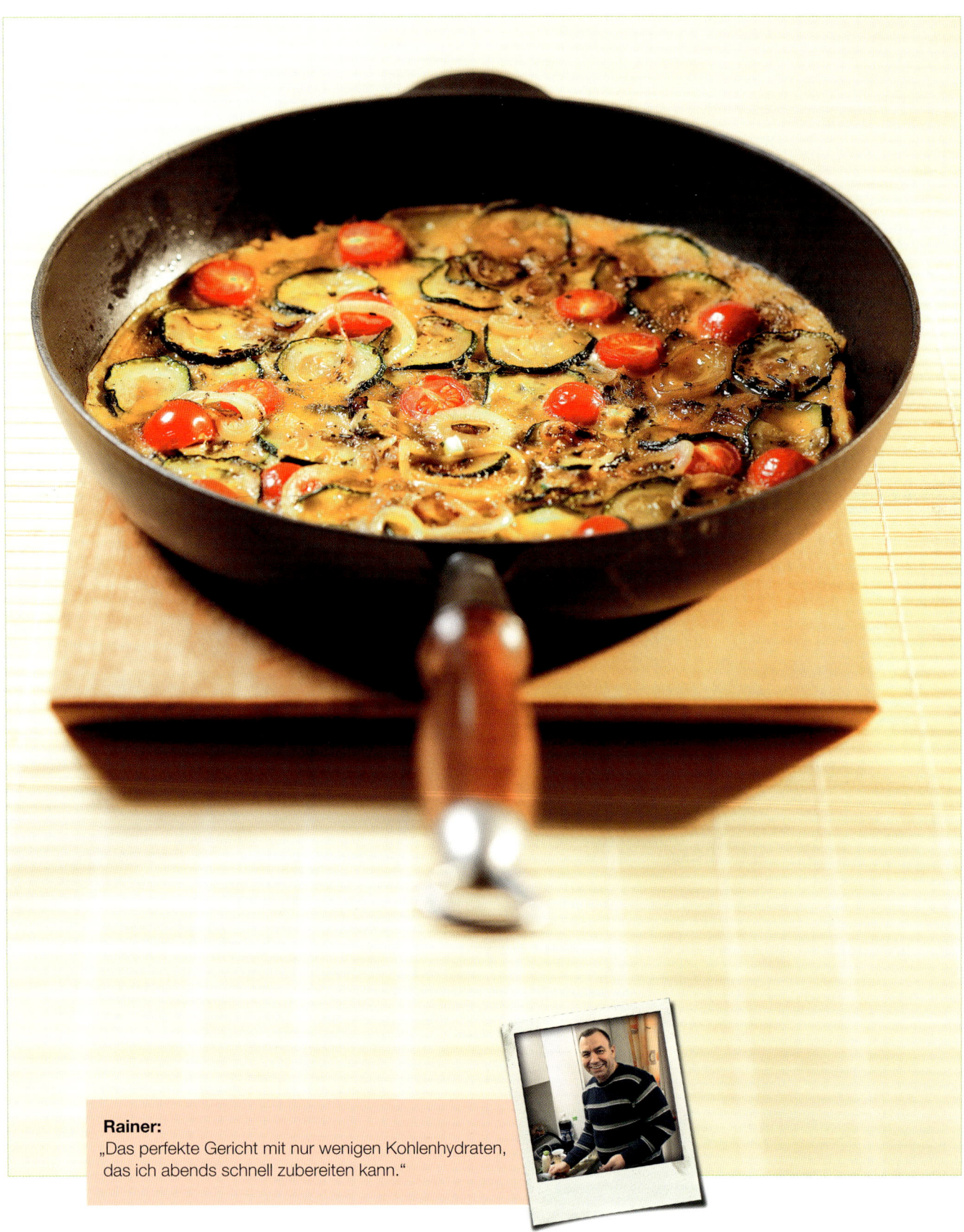

Rainer:
„Das perfekte Gericht mit nur wenigen Kohlenhydraten, das ich abends schnell zubereiten kann."

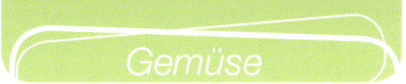

Nährwertangaben pro Portion
Energiedichte 0,9 kcal/g
207 kcal
16 g Fett
10 g Eiweiß
5 g Kohlenhydrate

Gemüseomelett

Für 4 Portionen

Zubereitungszeit: 25 Minuten

3 mittelgroße Zwiebeln
2–3 Zucchini, je nach Größe
2 Knoblauchzehen
8 Kirschtomaten
1 Zweig Rosmarin
4 Eier
Salz, Pfeffer
3 EL Olivenöl

Die Zwiebeln schälen und in dünne Ringe schneiden. Die Zucchini putzen, waschen und in dünne Scheiben schneiden. Die Knoblauchzehen schälen und fein hacken. Die Kirschtomaten waschen und vierteln. Den Rosmarinzweig waschen, trocken schütteln, Nadeln abzupfen und fein hacken.

Die Eier verquirlen und mit Salz und Pfeffer würzen. Das Öl in einer beschichteten Pfanne (zu der es einen Deckel gibt) erhitzen und die Zwiebelringe anschwitzen. Dann die Zucchinischeiben zugeben und unter Wenden leicht andünsten. Schließlich den Knoblauch und die zerkleinerten Rosmarinnadeln unterrühren. Die Eier darüber gießen, den Deckel auflegen und das Omelett bei geringer Hitze in ca. 5 Minuten stocken lassen.

Variante

Das Gemüse können Sie ganz nach Geschmack und Vorräten kombinieren. Gut schmecken auch Kidneybohnen, Paprika und Mais als Mexiko-Omelett oder Blumenkohl, Brokkoli und ein wenig Curry als Asia-Variante.

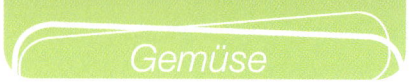
Nährwertangaben pro Portion
Energiedichte 0,8 kcal/g
318 kcal
12 g Fett
10 g Eiweiß
41 g Kohlenhydrate

Polentataler

mit Gemüsesauce

Für 4 Portionen

Zubereitungszeit: 45 Minuten

Polentataler

500 ml Gemüsebrühe
180 g Maisgrieß (Polenta)
Salz, Pfeffer
Muskatnuss
30 g frisch geriebener Parmesan

Gemüsesauce

400 g bunte Paprikaschoten
1 rote Chilischote
250 g Zucchini
1 Zwiebel
1 Knoblauchzehe
2 EL Sonnenblumenöl
400 ml passierte Tomaten
Salz, Pfeffer
1 Prise Zucker
2 EL dunkler Balsamico-Essig
1 Bund Basilikum

Die Gemüsebrühe aufkochen, den Maisgrieß einrühren und bei geringer Hitze wie auf der Packung angegeben zubereiten. Mit Salz, Pfeffer und Muskatnuss abschmecken. Ein Backblech mit Backpapier belegen. Die Polentamasse 1,5 bis 2 cm dick darauf verstreichen und abkühlen lassen. Den Backofen auf 200 °C Ober- und Unterhitze (180 °C Umluft) vorheizen.

Paprika- und Chilischoten waschen, Kerne sowie weiße Innenhäute entfernen und in Würfel schneiden. Die Zucchini putzen, waschen und in Würfel schneiden. Die Zwiebel und den Knoblauch schälen und ebenfalls fein würfeln. In einem Topf das Öl erhitzen, das Gemüse zugeben und kurz andünsten. Mit den passierten Tomaten aufgießen und ca. 6 – 8 Minuten kochen, bis das Gemüse bissfest ist. Mit Salz, Pfeffer, Zucker und Balsamico-Essig abschmecken. Das Basilikum waschen, trocken schütteln, die Blätter abzupfen, fein hacken und unter das Gemüse mengen.

Die lauwarme Polenta zu Kreisen ausstechen oder in Quadrate schneiden. Mit dem Parmesan bestreuen und im vorgeheizten Backofen ca. 8 – 10 Minuten überbacken, bis der Käse geschmolzen ist. Die Polentataler anschließend zusammen mit der Gemüsesauce auf Tellern anrichten.

Servier-Tipp

Dazu schmeckt z. B. der Antipasti-Salat von Seite 51.

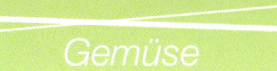

Nährwertangaben pro Portion
Energiedichte 0,8 kcal/g
388 kcal
15 g Fett
11 g Eiweiß
51 g Kohlenhydrate

Gemüsecurry
mit Reis

Für 4 Portionen

Zubereitungszeit: 45 Minuten

1 kleiner Blumenkohl
300 g Brokkoli
400 g Möhren
2 Zwiebeln
2 cm Ingwer
1 rote Chilischote
2 EL Sonnenblumenöl
200 g Reis
400 ml Gemüsebrühe
1 ½ TL Currypulver
1 TL Zitronensaft
1 Bund Koriander
Salz, Pfeffer
2 EL Kokosraspel

Blumenkohl und Brokkoli putzen, waschen und in Röschen teilen. Die Möhren putzen, schälen und in Scheiben schneiden. Zwiebeln und Ingwer schälen und klein schneiden. Die Chilischote waschen, Kerne sowie weiße Innenhäute entfernen und fein hacken.

In einem Topf das Öl erhitzen, Zwiebeln, Ingwer und Chili darin anschwitzen. Den Reis zugeben und ca. 5 Minuten mit anschwitzen. Das Gemüse ebenfalls zugeben und kurz mitgaren. Mit Gemüsebrühe aufgießen. Mit Curry und Zitronensaft würzen. Zugedeckt bei mittlerer Hitze ca. 20 Minuten kochen, bis der Reis gar ist.

Den Koriander waschen, trocken schütteln, die Blättchen abzupfen, klein schneiden und unter den Reis rühren. Das Ganze mit Salz sowie Pfeffer abschmecken und abschließend mit Kokosraspel bestreut auf Tellern anrichten.

Der **Fett**weg**!**-Tipp

Wenn es schnell gehen muss, dann können Sie auch auf tiefgefrorenes Gemüse zurückgreifen. Durch das schonende Einfrieren bleiben Vitamine und Mineralstoffe weitestgehend erhalten.

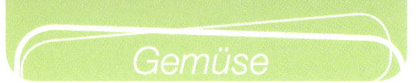
Nährwertangaben pro Portion
Energiedichte 0,3 kcal/g
192 kcal
1 g Fett
7 g Eiweiß
35 g Kohlenhydrate

Auberginenfässchen
mit Gemüse-Bulgur-Füllung

Für 4 Portionen

Zubereitungszeit: 35 Minuten
plus 30 Minuten Backzeit

4 Auberginen
Saft von ½ Zitrone
1 gelbe Paprikaschote
1 Orange
1 Limette
100 g feiner Bulgur (Instant)
Salz, Pfeffer
1 EL Tomatenmark
1 Dose stückige Tomaten mit
Kräutern (850 g)

Backofen auf 180 °C Ober- und Unterhitze (160 °C Umluft) vorheizen.

Die Auberginen putzen und waschen, anschließend quer in 4 gleich große Stücke schneiden. Jeweils das Innere aushöhlen und das Fruchtfleisch in kleine Würfel schneiden. Das Innere der Fässchen sowie die Würfel mit dem Zitronensaft beträufeln.

Die Paprikaschote waschen, Kerne sowie weiße Innenhäute entfernen und in sehr kleine Würfel schneiden. Orange und Limette auspressen.

Den Bulgur in einem Topf kurz trocken anrösten und mit Orangen- und Limettensaft übergießen. Paprika- und Auberginenwürfel zugeben und bei geringer Hitze ca. 5 Minuten kochen. Das Ganze mit Salz, Pfeffer und Tomatenmark abschmecken.

Die stückigen Tomaten in eine Auflaufform geben. Die Auberginenfässchen hineinsetzen und mit der Masse füllen. Im vorgeheizten Backofen ca. 30 Minuten garen. Die Auberginen mit der Sauce auf Tellern anrichten.

Variante

Die Füllung können Sie als Grundrezept für gefülltes Gemüse verwenden. Sie schmeckt auch gut in Paprikaschoten oder Zucchinischiffchen.

Der **Fett**weg**!**-Tipp

Voller Bauch trainiert nicht gern. Getreu diesem Motto sollten Sie vor sport-
lichen Aktivitäten ca. 1–2 Stunden nichts mehr essen.

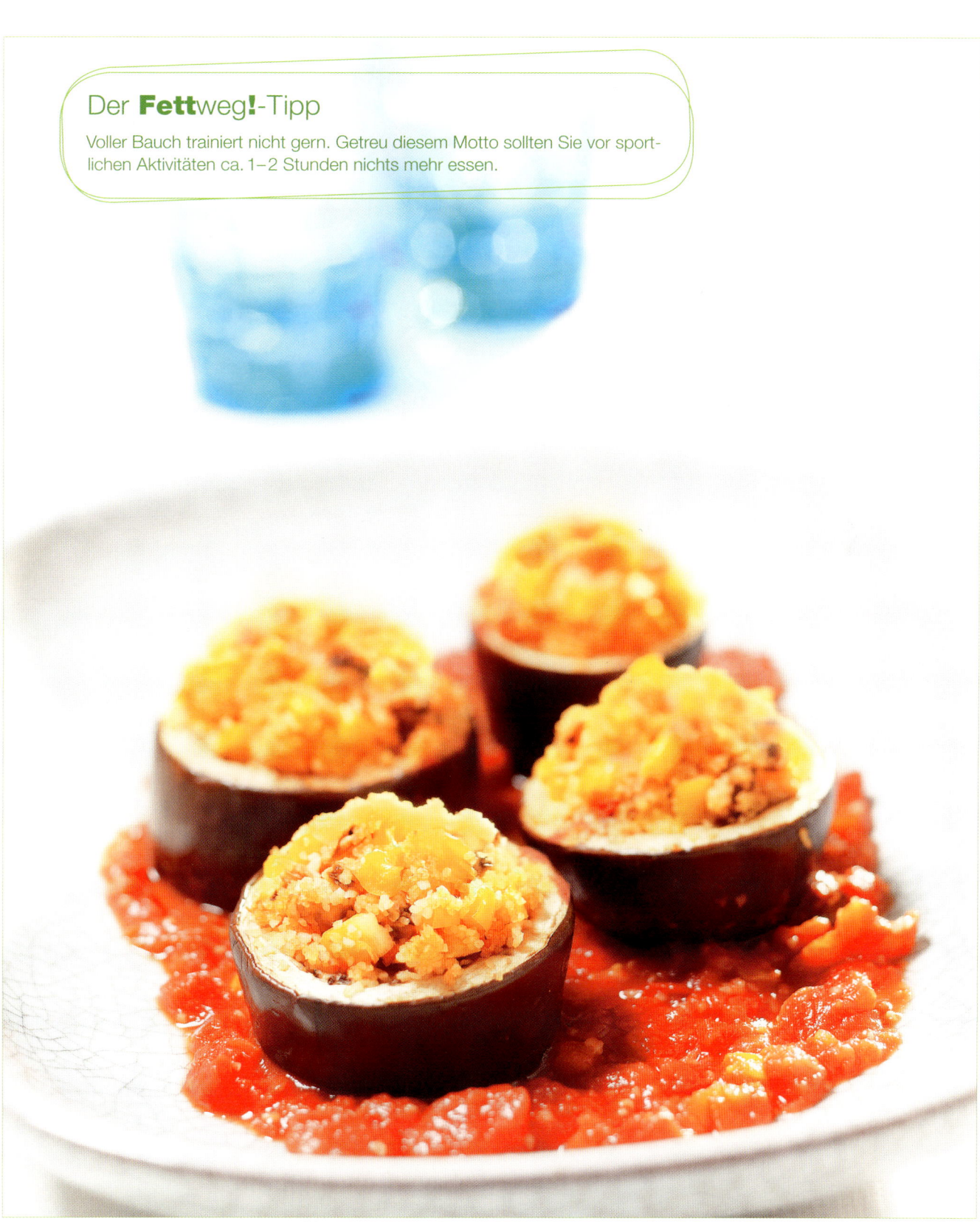

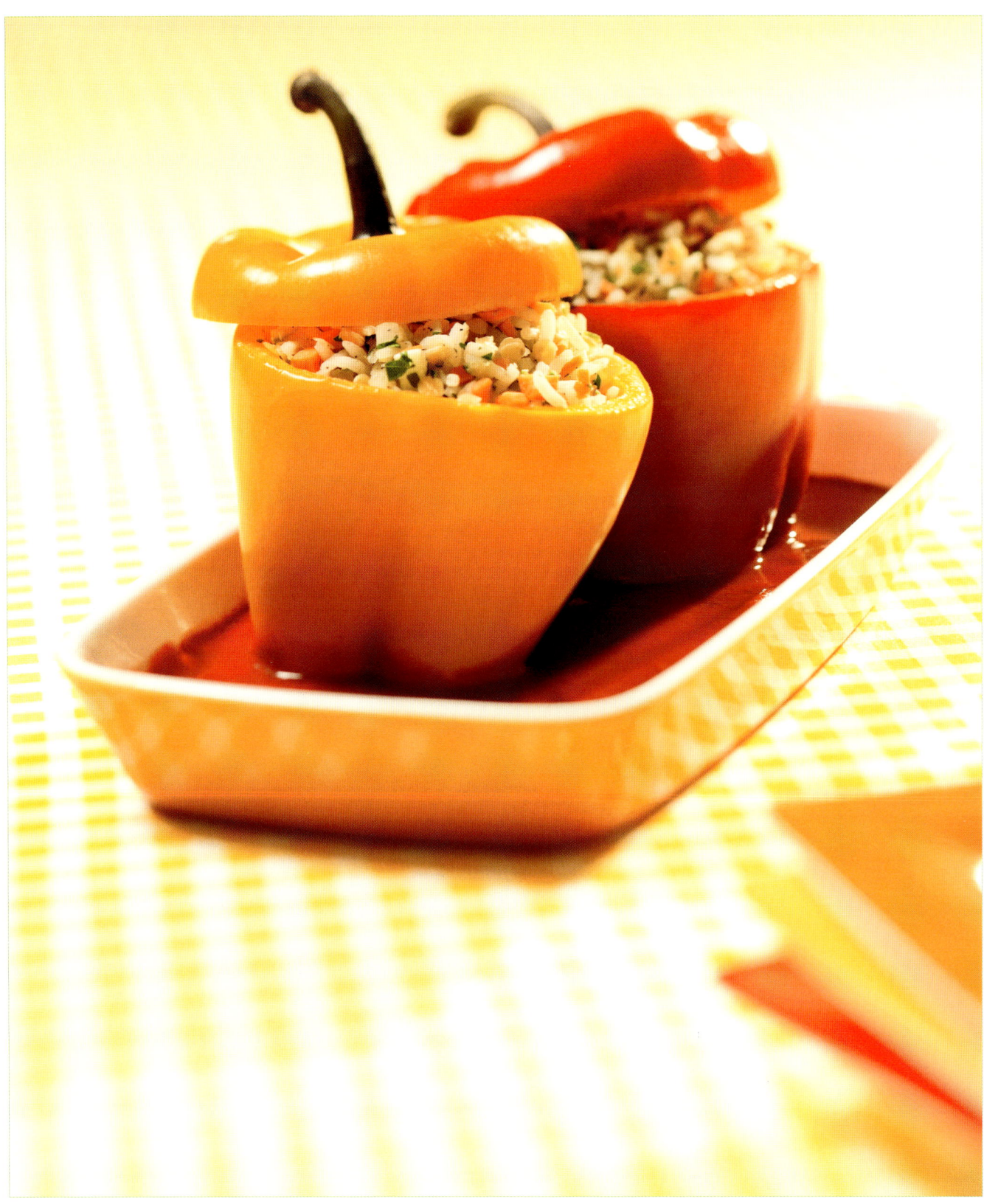

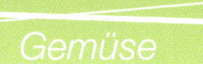
Nährwertangaben pro Portion
Energiedichte 0,4 kcal/g
180 kcal
2 g Fett
9 g Eiweiß
31 g Kohlenhydrate

Gefüllte Paprika

mit Tomatensauce

Für 4 Portionen

Zubereitungszeit: 30 Minuten
plus 50 Minuten Backzeit

250 ml Gemüsebrühe
70 g Reis
70 g rote Linsen
4 bunte Paprikaschoten
1 Stange Staudensellerie
1 Möhre
1 Zwiebel
½ Bund Petersilie
Salz, Pfeffer
500 ml passierte Tomaten

Backofen auf 180 °C Ober- und Unterhitze (160 °C Umluft) vorheizen.

In einem Topf die Gemüsebrühe zum Kochen bringen. Reis und Linsen zugeben und zugedeckt bei geringer Hitze ca. 20 Minuten garen.

Die Paprikaschoten waschen, einen Deckel abschneiden und die Kerne sowie weiße Innenhäute entfernen. Den Staudensellerie putzen, waschen und in kleine Würfel schneiden. Möhre und Zwiebel schälen und ebenfalls fein würfeln. Die Petersilie waschen, trocken schütteln, Blätter von den Stielen zupfen und klein schneiden. Gemüse, Zwiebelwürfel und Petersilie unter die Reis-Linsen-Mischung heben. Mit Salz und Pfeffer würzen und in die Paprikaschoten füllen.

Die passierten Tomaten in eine Auflaufform gießen, salzen und pfeffern. Die gefüllten Paprikaschoten hineinsetzen, den abgeschnittenen Deckel auflegen und im vorgeheizten Backofen ca. 50 Minuten garen. Die Form ca. 10 Minuten vor Ende der Garzeit mit Aluminiumfolie abdecken.

Der **Fett**weg**!**-Tipp

Essen Sie langsam. Das Sättigungsgefühl setzt erst nach 20 Minuten ein. Legen Sie sich deswegen mittlere Portionen auf und nehmen Sie dann gegebenenfalls noch einen Nachschlag.

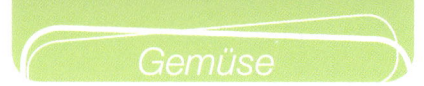
Nährwertangaben pro Portion
Energiedichte 1,3 kcal/g
447 kcal
11 g Fett
23 g Eiweiß
55 g Kohlenhydrate

Asiagemüse
mit Hühnchen und Reis

Für 4 Portionen

Zubereitungszeit: 45 Minuten

250 g Reis
250 g Hähnchenbrustfilet
150 g Möhren
150 g Zucchini
150 g grüne Paprikaschote
100 g Champignons
150 g Zwiebeln
3 EL Sesamöl oder mildes
Pflanzenöl zum Braten
Sojasauce
Sesamsamen
Salz, Pfeffer
ein Schuss Reiswein oder
Weißwein
nach Geschmack Honig und
Zitronensaft

Reis nach Packungsanweisung zubereiten. Hähnchenbrustfilet waschen, trocken tupfen und in Würfel schneiden.
Die Möhren, Zucchini und die Paprikaschote putzen, waschen, Möhren schälen. Die Champignons putzen. Die Zwiebeln schälen.

Die Möhren und Zucchini in feine Stifte, die Zwiebeln in dünne Scheiben, die grüne Paprikaschote in schmale Streifen schneiden.

Die Champignons in Scheiben schneiden. Möglichst in einem Wok, sonst in einer großen, hohen beschichteten Pfanne das Sesam- oder Pflanzenöl (oder auch ein Gemisch aus beidem) erhitzen und das Gemüse unter ständigem Rühren braten, bis es gar ist, aber noch Biss hat – das dauert nur wenige Minuten.

Mit einem guten Schuss Sojasauce, Sesamsamen, Salz und Pfeffer würzen und mit wenig Reiswein oder etwas mehr Weißwein ablöschen. Nach Geschmack mit Honig und Zitronensaft süß-säuerlich abschmecken.

In einer beschichteten Pfanne das Fleisch braten, mit Salz und Pfeffer würzen, zusammen mit dem Reis zum Gemüse geben und auf Tellern anrichten.

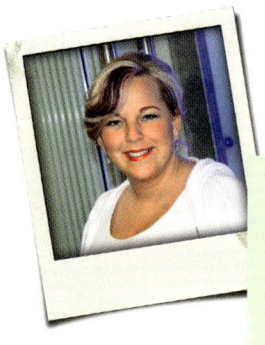

Stevani:
„Mein Mann und ich mögen die Asiaküche. Mit diesem leckeren Gericht können wir uns den Weg zum Asiaimbiss sparen."

Der **Fett**weg**!**-Tipp

Asiafans besitzen ihn schon lange, alle anderen sollten ihn sich besorgen.
Im Wok wird Gemüse schnell und mit wenig Fett gegart. Vitamine, Mineralstoffe und Geschmack bleiben optimal erhalten.

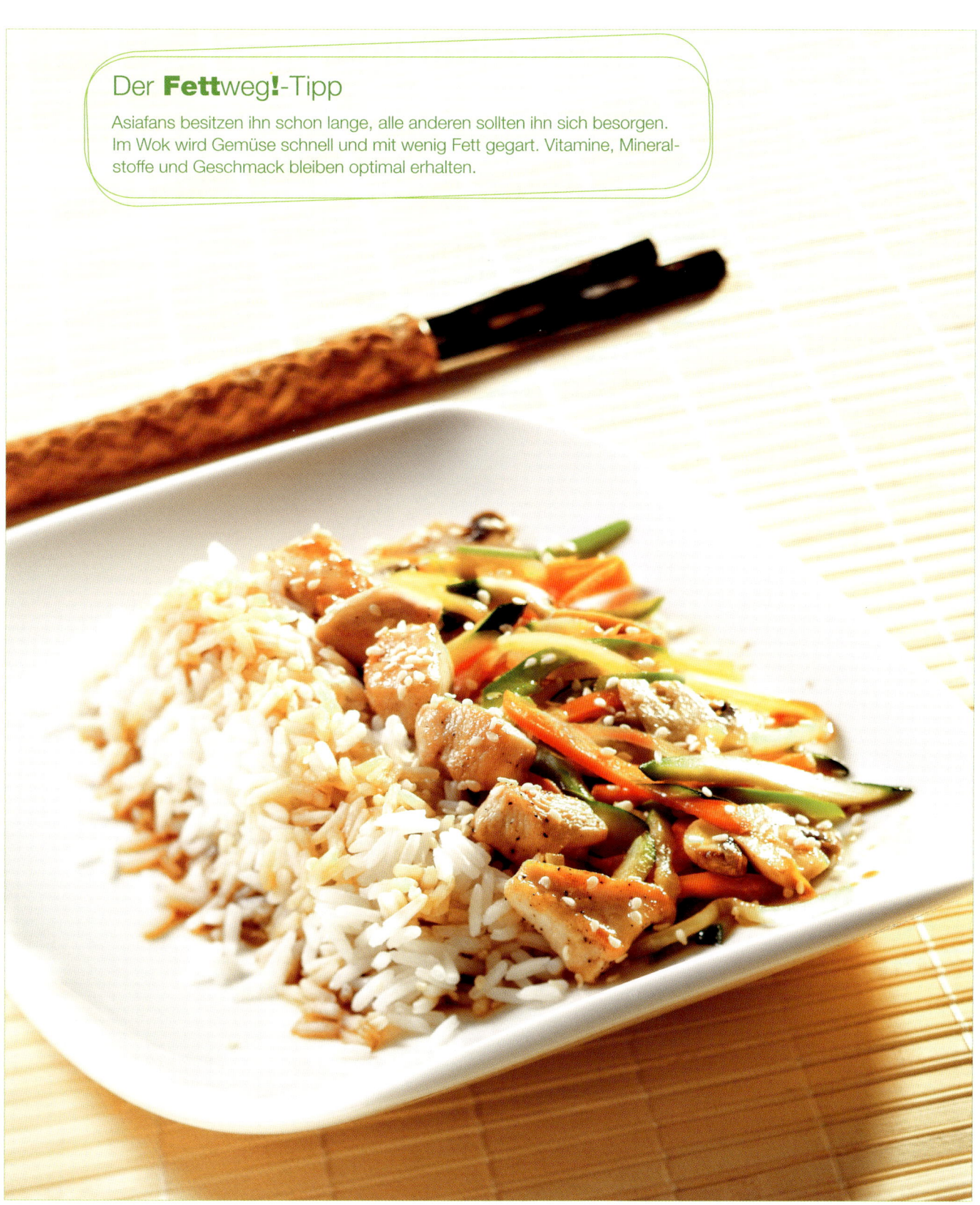

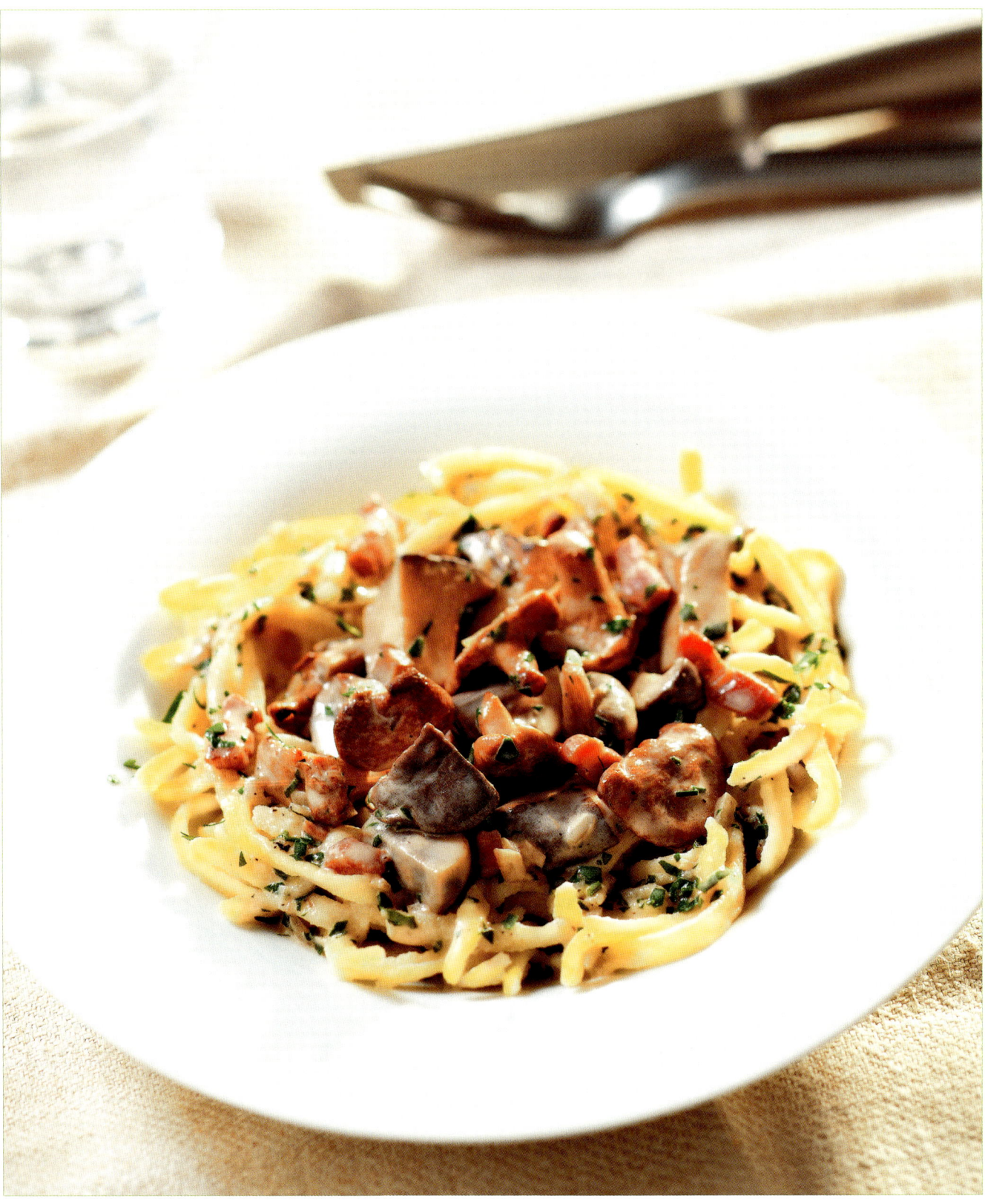

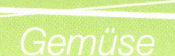

Nährwertangaben pro Portion
Energiedichte 1,2 kcal/g
548 kcal
16 g Fett
25 g Eiweiß
72 g Kohlenhydrate

Pilzgulasch
mit Spätzle

Für 4 Portionen

Zubereitungszeit: 30 Minuten

400 g Spätzle (getrocknet)
Salz
1 kg gemischte Pilze
(z. B. Champignons, Austernpilze,
Pfifferlinge)
2 Schalotten
1 EL Sonnenblumenöl
50 g Schinkenwürfel
2 EL Weinbrand
200 ml Fleischbrühe
5 Stängel glatte Petersilie
100 ml Sahne
Pfeffer

Die Spätzle in reichlich kochendem Salzwasser wie auf der Packung angegeben bissfest garen.

Für das Gulasch die Pilze putzen und die großen vierteln. Die Schalotten schälen und fein würfeln.

In einer beschichteten Pfanne das Öl erhitzen. Die Schalotten- sowie Schinkenwürfel darin unter Rühren anbraten. Anschließend die Pilze zugeben und kurz mit anbraten. Den Weinbrand sowie die Fleischbrühe zugießen. Bei geringer Hitze ca. 20 Minuten garen. In der Zwischenzeit die Petersilie waschen, trocken schütteln, die Blätter abzupfen und fein hacken.

Die Sahne unter das Pilzgulasch rühren, mit Salz und Pfeffer abschmecken und mit der Petersilie bestreuen. Zusammen mit den Spätzle auf Tellern anrichten.

Servier-Tipp
Dazu schmeckt z. B. der Möhren-Apfel-Salat von Seite 48.

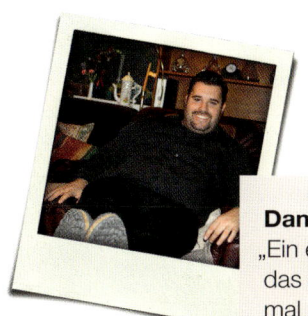

Daniel:
„Ein einfaches Gericht, das gut schmeckt und das auch ich ohne große Kocherfahrung schnell mal zubereiten kann."

Nährwertangaben pro Portion
Energiedichte 1,4 kcal/g
414 kcal
18 g Fett
21 g Eiweiß
41 g Kohlenhydrate

Gemüse-Pfanne
mit Tofu

Für 4 Portionen

Zubereitungszeit: 35 Minuten

250 g Tofu
7 EL Sojasauce
150 g Mie-Nudeln
1 rote Paprikaschote
1 gelbe Paprikaschote
2 Frühlingszwiebeln
2 Möhren
5 Stängel Koriander
50 g Cashewkerne
2 EL Sesamöl
4 EL Sweet-Chili-Sauce

Den Tofu in kleine Würfel schneiden und in der Sojasauce marinieren. Die Mie-Nudeln wie auf der Packung angegeben zubereiten.

Die Paprikaschoten waschen, die Kerne sowie weiße Innenhäute entfernen und in kleine Würfel schneiden. Die Frühlingszwiebeln putzen, waschen und schräg in Ringe schneiden. Die Möhren putzen, schälen und in dünne Streifen schneiden. Den Koriander waschen, trocken schütteln, die Blättchen abzupfen und hacken. Die Cashewkerne in eine beschichtete Pfanne geben und ohne Zugabe von Fett rösten, dann herausnehmen. Den Tofu gut abtropfen lassen, die Sojasauce auffangen und beiseitestellen.

In einem Wok oder einer großen beschichteten Pfanne das Sesamöl erhitzen, den Tofu darin kräftig anbraten und herausnehmen. Anschließend das vorbereitete Gemüse zugeben und unter Rühren kräftig anbraten. Die Mie-Nudeln untermengen und alles mit der Sojasauce sowie der Sweet-Chili-Sauce vermischen. Den Tofu wieder zugeben und alles unter Rühren heiß werden lassen.

Mit dem Koriander und den Cashewkernen bestreut servieren.

Variante

Statt naturbelassenem Tofu schmeckt hier z.B. auch Mandel-Nuss-Tofu.

Sabine:
„Ein wunderbares Gericht, um Reste zu verwerten! Bei der Gemüsewahl lasse ich mich gerne vom Inhalt meines Kühlschranks inspirieren.“

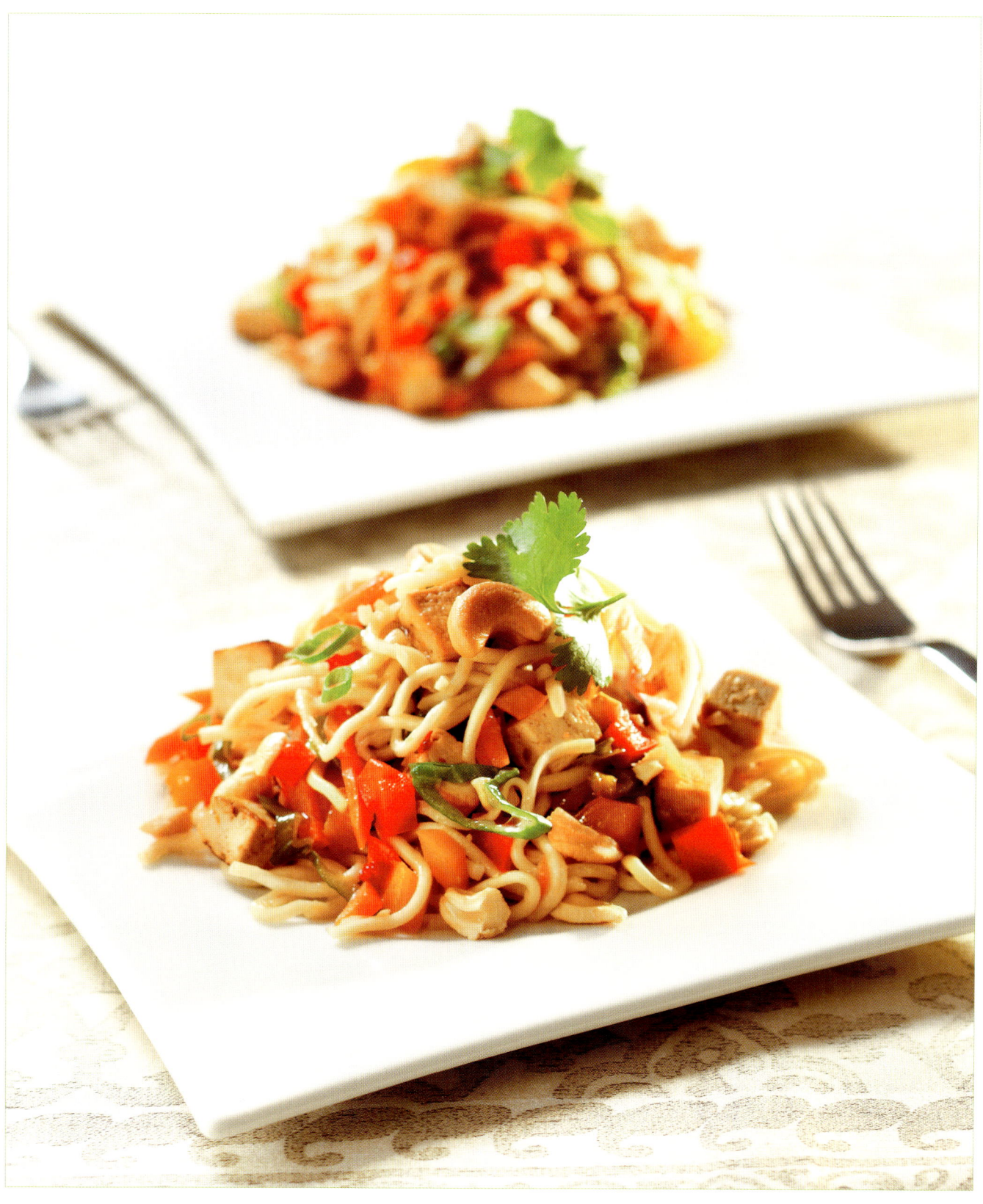

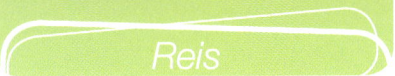

Nährwertangaben pro Portion
Energiedichte 1,2 kcal/g
406 kcal
13 g Fett
13 g Eiweiß
59 g Kohlenhydrate

Nasigoreng

Für 4 Portionen

Zubereitungszeit: 35 Minuten

1 Stängel Zitronengras
500 ml Gemüsebrühe
250 g Basmatireis
2 Eier
Salz, Pfeffer
2 cm Ingwer
2 kleine Möhren
3 Frühlingszwiebeln
120 g Mungobohnenkeimlinge
2 EL Sonnenblumenöl
100 g tiefgekühlte Erbsen
1 Knoblauchzehe
½ TL Sambal Oelek
1 Prise Kurkuma
Sojasauce

Das Zitronengras waschen und längs einschneiden.

In einem Topf die Gemüsebrühe zum Kochen bringen. Das Zitronengras und den Basmatireis zugeben und bei geringer Hitze ca. 15–20 Minuten garen. Anschließend das Zitronengras herausnehmen.

Die Eier verquirlen und mit Salz und Pfeffer würzen. Den Ingwer schälen und reiben, die Möhren putzen, schälen und in Streifen schneiden. Die Frühlingszwiebeln putzen, waschen und in Ringe schneiden. Die Mungobohnenkeimlinge waschen und abtropfen lassen.

In einem Wok oder einer großen beschichteten Pfanne das Öl erhitzen. Möhren, Erbsen und die Keimlinge zugeben. Die Knoblauchzehe schälen und dazupressen. Sambal Oelek, Kurkuma, die Frühlingszwiebeln und den Ingwer zugeben. Alles unter Rühren kurz andünsten.

Das Gemüse an den Rand des Woks schieben, die Eier in die Mitte gießen und stocken lassen, dabei gelegentlich umrühren. Abschließend den Reis zugeben und mit Eiern und Gemüse mischen. Mit Sojasauce abschmecken.

Variante

Anstelle von Kurkuma können Sie auch Currypulver verwenden.

Nährwertangaben pro Portion
Energiedichte 0,9 kcal/g
284 kcal
5 g Fett
8 g Eiweiß
52 g Kohlenhydrate

Pilawreis
mit Kichererbsen

Für 4 Portionen

Zubereitungszeit: 30 Minuten

200 g Reis
1 Dose Kichererbsen (400 g)
3 Frühlingszwiebeln
2 Tomaten
1 Zwiebel
1 rote Paprikaschote
1 EL Sonnenblumenöl
250 ml passierte Tomaten
1 TL gemahlener Kreuzkümmel
Salz, Pfeffer

Reis wie auf der Packung angegeben kochen und warm halten.

Die Kichererbsen abtropfen lassen. Die Frühlingszwiebeln putzen, waschen und in Ringe schneiden. Die Tomaten waschen, Strunk entfernen und in Würfel schneiden. Die Zwiebel schälen und in kleine Würfel schneiden. Die Paprikaschote waschen, Kerne sowie weiße Innenhäute entfernen und würfeln.

In einer beschichteten Pfanne das Öl erhitzen und die Zwiebelwürfel darin anschwitzen. Paprika- und Tomatenwürfel zugeben und kurz mit anschwitzen. Die Kichererbsen und passierten Tomaten zugeben, aufkochen und bei geringer Hitze ca. 5 Minuten kochen. Die Frühlingszwiebeln und den Reis unterheben, heiß werden lassen und mit dem Kreuzkümmel sowie Salz und Pfeffer abschmecken.

Servier-Tipp

Rösten Sie ein paar Pinienkerne in einer Pfanne ohne Zugabe von Fett und streuen Sie diese vor dem Servieren über den Reis.

Variante

Eine orientalische Note bekommt das Gericht, wenn Sie einige Rosinen oder Datteln unter das Pilaw heben.

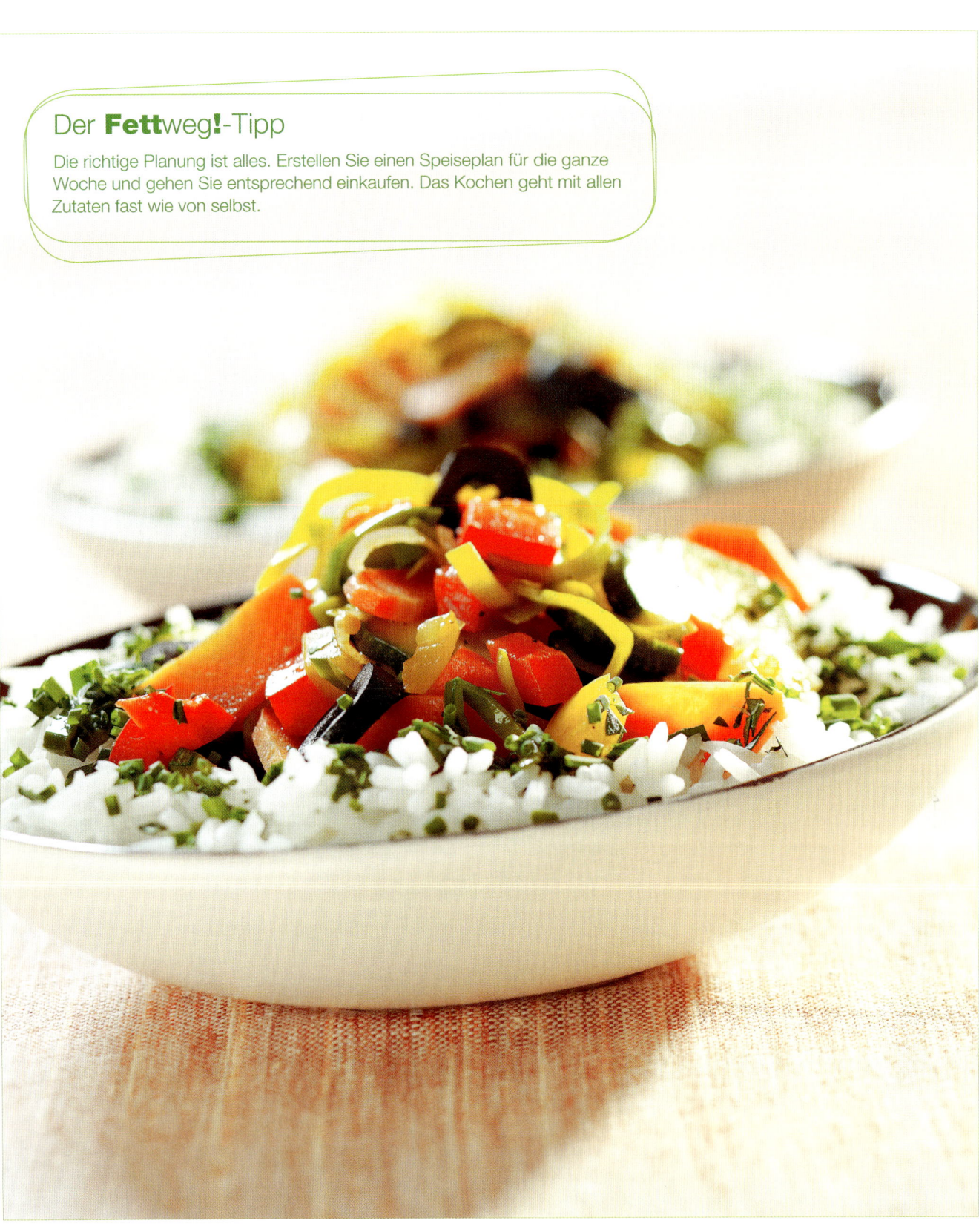

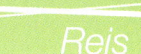

Nährwertangaben pro Portion
Energiedichte 1,0 kcal/g
369 kcal
15 g Fett
7 g Eiweiß
47 g Kohlenhydrate

Reis-Gemüse-Pfanne

Für 4 Portionen

Zubereitungszeit: 40 Minuten

150 g Reis
2 kleine Zucchini
200 g Möhren
1 rote Paprikaschote
1 gelbe Paprikaschote
1 Stange Lauch
2 EL entsteinte schwarze Oliven
2 EL Sonnenblumenöl
200 ml Gemüsebrühe
2 cl weißer Rum
3 Stängel Petersilie
½ Bund Schnittlauch
Salz, Pfeffer

Den Reis wie auf der Packung angegeben zubereiten.

Zucchini putzen, waschen und in Scheiben schneiden. Die Möhren putzen, schälen, halbieren und ebenfalls in Scheiben schneiden. Paprikaschoten waschen, Kerne sowie weiße Innenhäute entfernen und in Würfel schneiden. Den Lauch putzen, waschen und in Ringe schneiden. Die Oliven in Scheiben schneiden.

In einer großen beschichteten Pfanne das Öl erhitzen. Das Gemüse sowie die Oliven zugeben und kurz anschwitzen. Mit der Gemüsebrühe sowie dem Rum ablöschen und garen, bis das Gemüse bissfest ist.

Petersilie und Schnittlauch waschen und trocken schütteln, von der Petersilie die Blätter abzupfen und fein hacken. Den Schnittlauch in Röllchen schneiden. Den fertigen Reis sowie die Kräuter zum Gemüse geben und abschließend mit Salz und Pfeffer abschmecken.

Variante

Verwenden Sie anstelle des normalen Parboiled-Reis z.B. Naturreis oder eine Wildreismischung.

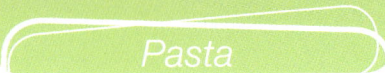
Nährwertangaben pro Portion
Energiedichte 1,5 kcal/g
541 kcal
10 g Fett
18 g Eiweiß
93 g Kohlenhydrate

Penne all'arrabiata

Für 4 Portionen

Zubereitungszeit: 40 Minuten

800 g Strauchtomaten
2 Knoblauchzehen
1 Zwiebel
1–2 rote Chilischoten
2 EL Olivenöl
Salz
500 g Penne Lisce
2 Stängel Basilikum

Die Tomaten waschen, mit einem scharfen Messer kreuzförmig einschneiden, mit kochendem Wasser überbrühen, anschließend mit kaltem Wasser abschrecken und dann häuten. Den Strunk entfernen, das Fruchtfleisch klein würfeln und dabei die Kerne entfernen.

Die Knoblauchzehen und die Zwiebel schälen und fein würfeln. Die Chilischoten waschen, die Kerne sowie weiße Innenhäute entfernen und klein schneiden. In einem Topf das Olivenöl erhitzen, Knoblauch, Zwiebel und Chilischoten darin anschwitzen. Die Tomaten zugeben, salzen und bei geringer Hitze ca. 30 Minuten köcheln.

Die Pasta in reichlich kochendem Salzwasser wie auf der Packung angegeben bissfest garen, abgießen und in einer vorgewärmten Schüssel mit der Sauce gut vermischen. Den Basilikum waschen, trocken schütteln, Blätter abzupfen und in Streifen schneiden. Abschließend unter die Penne mengen und servieren.

Der **Fett**weg**!**-Tipp

Vollkornprodukte enthalten mehr Mineralstoffe als Produkte aus Weißmehl. Zu der scharfen Arrabiata-Sauce schmecken Vollkornnudeln sehr gut.

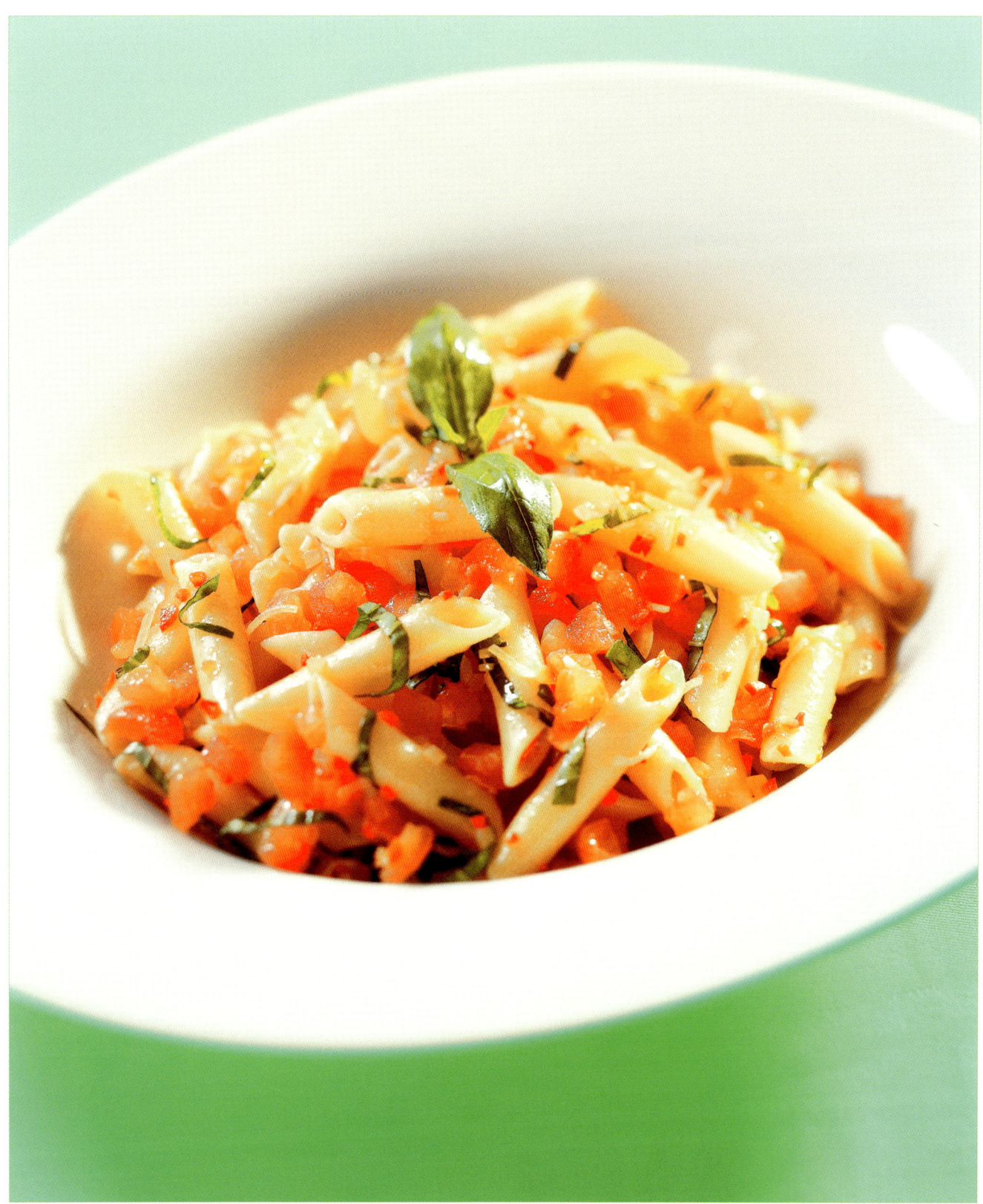

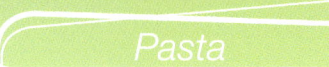

Nährwertangaben pro Portion
Energiedichte 1,5 kcal/g
532 kcal
13 g Fett
24 g Eiweiß
74 g Kohlenhydrate

Spaghetti Bolognese

Für 4 Portionen

Zubereitungszeit: 45 Minuten

400 g Spaghetti
Salz
1 Zwiebel
2 Möhren
1 Stange Staudensellerie
1 gelbe Paprikaschote
1 EL Olivenöl
200 g Rinderhackfleisch
Pfeffer
Muskatnuss
1 Lorbeerblatt
125 ml trockener Rotwein
250 ml passierte Tomaten

Die Spaghetti in reichlich kochendem Salzwasser wie auf der Packung angegeben bissfest garen.

Die Zwiebel und die Möhren putzen, schälen und fein würfeln. Den Staudensellerie putzen, waschen und ebenfalls fein würfeln. Die Paprikaschote waschen, Kerne sowie weiße Innenhäute entfernen und in kleine Würfel schneiden.

In einer beschichteten Pfanne das Öl erhitzen und das gesamte Gemüse darin kurz andünsten. Dann das Hackfleisch zugeben und krümelig braten. Anschließend mit Salz, Pfeffer, Muskatnuss und dem Lorbeerblatt würzen. Das Ganze mit Rotwein sowie den passierten Tomaten aufgießen und bei geringer Hitze ca. 20 Minuten kochen.

Vor dem Servieren das Lorbeerblatt entfernen und die Sauce nochmals abschmecken. Mit den Spaghetti zusammen anrichten.

Der **Fett**weg**!**-Tipp

Hackfleisch gehört zu den beliebtesten Lebensmitteln der Deutschen. Besonders fettarm ist Rinderhackfleisch. Direkt beim Metzger können Sie sich auch ein mageres Fleischstück aussuchen, das dann frisch für Sie zerkleinert wird.

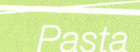

Nährwertangaben pro Portion
Energiedichte 1,5 kcal/g
475 kcal
18 g Fett
18 g Eiweiß
59 g Kohlenhydrate

Vegetarische Penne Carbonara

Für 4 Portionen

Zubereitungszeit: 30 Minuten

500 g grüner Spargel
4 Frühlingszwiebeln
1 Bund Basilikum
Salz
3 Eigelb
100 ml Sahne
50 g frisch geriebener Parmesan
Pfeffer
400 g Penne
1 EL Olivenöl

Den Spargel waschen, eventuell die holzigen Enden abschneiden und jeweils schräg in etwa 3 cm breite Stücke schneiden. Die Köpfe beiseitelegen. Die Frühlingszwiebeln putzen, waschen und in Ringe schneiden. Den Basilikum waschen, trocken schütteln, die Blätter abzupfen und in Streifen schneiden.

Ausreichend Salzwasser aufkochen und die Spargelstücke 2 – 3 Minuten, je nach Dicke, darin bissfest kochen. Die Köpfe erst zuletzt ganz kurz mitgaren. Den Spargel abgießen und mit kaltem Wasser abschrecken.

Eigelbe mit der Sahne und dem Parmesan zügig verquirlen, mit Salz und Pfeffer würzen.

Die Penne in reichlich kochendem Salzwasser wie auf der Packung angegeben bissfest garen.

In einer beschichteten Pfanne das Öl erhitzen, die Spargelstücke sowie die Frühlingszwiebeln kurz darin braten.

Sobald die Penne bissfest gekocht sind, abgießen, in eine vorgewärmte Schüssel geben und mit dem Spargel mischen. Die Eier-Sahne-Masse zügig untermengen und stocken lassen. Nochmals salzen und pfeffern, Basilikum untermischen und sofort servieren.

Info

Schrecken Sie Pasta nach dem Kochen nicht mit kaltem Wasser ab. Die Stärke wird sonst abgewaschen, und die Sauce haftet schlechter an den Nudeln.

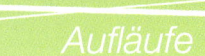
Nährwertangaben pro Portion
Energiedichte 1,4 kcal/g
571 kcal
26 g Fett
28 g Eiweiß
54 g Kohlenhydrate

Nudelauflauf

Für 3 Portionen

Zubereitungszeit: 20 Minuten
plus 20 Minuten Backzeit

150 g Spiralnudeln
Salz
300 g frisches Gemüse der Saison
(z. B. Brokkoli, Zucchini)
100 ml Gemüsebrühe
1 Zwiebel
50 g gekochter Schinken
4 Stängel Petersilie
1 EL Rapsöl
Öl für die Form
250 ml Milch (1,5 % Fett)
100 g Crème légère (15 % Fett)
2 Eier
Pfeffer
Muskatnuss
50 g Mozzarella (fettreduziert)

Die Nudeln in reichlich Salzwasser wie auf der Packung angegeben bissfest kochen.

Das Gemüse putzen, waschen, klein schneiden und in der Gemüsebrühe bissfest garen. Die Zwiebel schälen und klein würfeln. Den Schinken ebenfalls in Würfel schneiden. Die Petersilie waschen, trocken schütteln, die Blätter abzupfen und hacken.

Das Öl in einer beschichteten Pfanne erhitzen und die Zwiebelwürfel darin anschwitzen.

Den Backofen auf 200 °C Ober- und Unterhitze (180 °C Umluft) vorheizen und eine Auflaufform mit Öl einfetten. Die Nudeln, das Gemüse, Schinken- sowie Zwiebelwürfel miteinander mischen und in die Form geben. Milch, Crème légère, Eier und Petersilie verrühren. Mit Salz, Pfeffer sowie Muskatnuss würzen und darüber gießen. Den Mozzarella klein schneiden, auf dem Auflauf verteilen und im vorgeheizten Backofen ca. 20 Minuten backen.

Der **Fett**weg**!**-Tipp

Besonders sparsam können Sie Öl mit einem Pinsel in der Auflaufform verteilen. Praktisch sind auch Ölzerstäuber, die das Öl hauchfein auf die Oberfläche sprühen. Sie sind in gut sortierten Haushaltsgeschäften erhältlich.

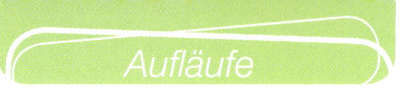

Nährwertangaben pro Portion
Energiedichte 1,2 kcal/g
426 kcal
13 g Fett
20 g Eiweiß
57 g Kohlenhydrate

Gemüselasagne

Für 4 Portionen

Zubereitungszeit: 20 Minuten
plus 40 Minuten Backzeit

1 EL Butter
1 EL Mehl (1,5 % Fett)
250 ml Milch
250 ml Gemüsebrühe
Salz, Pfeffer
Muskatnuss
Öl für die Form
12 Lasagneblätter
300 g tiefgefrorene Gemüsemischung
1 Dose Mais (ca. 285 g)
100 g geriebener Gouda
(30 % F.i.Tr.)

Den Backofen auf 180 °C Ober- und Unterhitze (160 °C Umluft) vorheizen.

Für die Béchamelsauce die Butter in einen Topf geben und schmelzen lassen. Das Mehl einrühren und die Milch sowie die Gemüsebrühe unter ständigem Rühren nach und nach zufügen. Die Sauce so lange kochen, bis sie dickflüssig und glatt ist. Anschließend mit Salz, Pfeffer und Muskatnuss abschmecken.

Eine Auflaufform mit Öl einfetten und die Zutaten hineinschichten. Dabei mit etwas Béchamelsauce beginnen, dann folgt eine Schicht Lasagneblätter, darauf etwas von der Gemüsemischung und dem abgetropften Mais verteilen, mit Salz und Pfeffer würzen und etwas Käse und Béchamelsauce darübergeben. Eine weitere Schicht aus Lasagneblättern, Gemüsemischung, Mais, Gewürzen und Käse daraufgeben. Die letzte Schicht sollten Lasagneblätter sein.

Abschließend die restliche Béchamelsauce über die Lasagne gießen und mit dem übrigen Käse bestreuen. Im vorgeheizten Backofen ca. 40 Minuten backen.

Variante

Statt tiefgefrorenem Gemüse können Sie auch frisches verwenden und Reste Ihres Kühlschrankes nutzen.

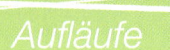
Nährwertangaben pro Portion
Energiedichte 0,6 kcal/g
386 kcal
10 g Fett
17 g Eiweiß
54 g Kohlenhydrate

Gemüse-Kartoffel-Gratin

Für 2 Portionen

Zubereitungszeit: 20 Minuten
plus 45 Minuten Backzeit

2 große vorwiegend
festkochende Kartoffeln
2 Möhren
1 Kohlrabi
2 Frühlingszwiebeln
150 ml Gemüsebrühe
100 ml Milch (1,5 % Fett)
2 TL Speisestärke
Salz, Pfeffer
50 g geriebener Emmentaler
(30 % F.i.Tr.)

Backofen auf 200 °C Ober- und Unterhitze (180 °C Umluft) vorheizen.

Die Kartoffeln schälen und waschen. Möhren und Kohlrabi putzen, schälen und alles in dünne Scheiben schneiden oder hobeln. Die Frühlingszwiebeln putzen, waschen und in ca. 1 cm breite Ringe schneiden.

Kartoffeln und Gemüse in eine Auflaufform schichten.

In einem Topf Gemüsebrühe und Milch erwärmen, mit in Wasser angerührter Speisestärke abbinden, aufkochen und mit Salz und Pfeffer abschmecken. Die Sauce über das Gemüse gießen, Käse darüber streuen und im vorgeheizten Backofen ca. 45 Minuten backen.

Variante

Je nach Saison und dem, was Ihr Kühlschrank so hergibt, können Sie beim Gemüse nach Belieben variieren. Eine mediterrane Version erhalten Sie mit Zucchini, Auberginen, Paprika und Oliven. Den Emmentaler können Sie dann gegen Feta austauschen.

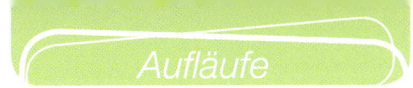
Nährwertangaben pro Portion
Energiedichte 0,6 kcal/g
243 kcal
10 g Fett
18 g Eiweiß
18 g Kohlenhydrate

Zucchini-Moussaka

Für 4 Portionen

Zubereitungszeit: 20 Minuten
plus 40 Minuten Backzeit

300 g vorwiegend
festkochende Kartoffeln
2 Zucchini
3 Tomaten
½ Wirsing
3 Zweige Majoran
3 Zweige Thymian
4 Eier
150 ml Milch (1,5 % Fett)
Salz, Pfeffer
1 Prise gemahlener Kreuzkümmel
100 g Feta (fettreduziert)

Den Backofen auf 180 °C Ober- und Unterhitze (160 °C Umluft) vorheizen.

Die Kartoffeln schälen, waschen und in dünne Scheiben schneiden oder hobeln. Die Zucchini putzen, waschen und ebenfalls in Scheiben schneiden. Die Tomaten waschen, den Strunk entfernen und würfeln. Den Wirsing putzen, waschen und in Streifen schneiden. Majoran und Thymian waschen, trocken schütteln, die Blätter abzupfen und hacken. Kartoffeln, Zucchini und Wirsing in eine Auflaufform schichten.

Eier und Milch miteinander verquirlen, Tomatenwürfel und Kräuter hinzufügen. Die Masse mit Salz, Pfeffer sowie Kreuzkümmel kräftig würzen und über das Gemüse geben. Das Ganze mit klein gewürfeltem Feta bestreuen und im vorgeheizten Backofen ca. 40 Minuten backen.

Servier-Tipp
Hierzu schmeckt z. B. der Antipasti-Salat von Seite 51 sehr gut.

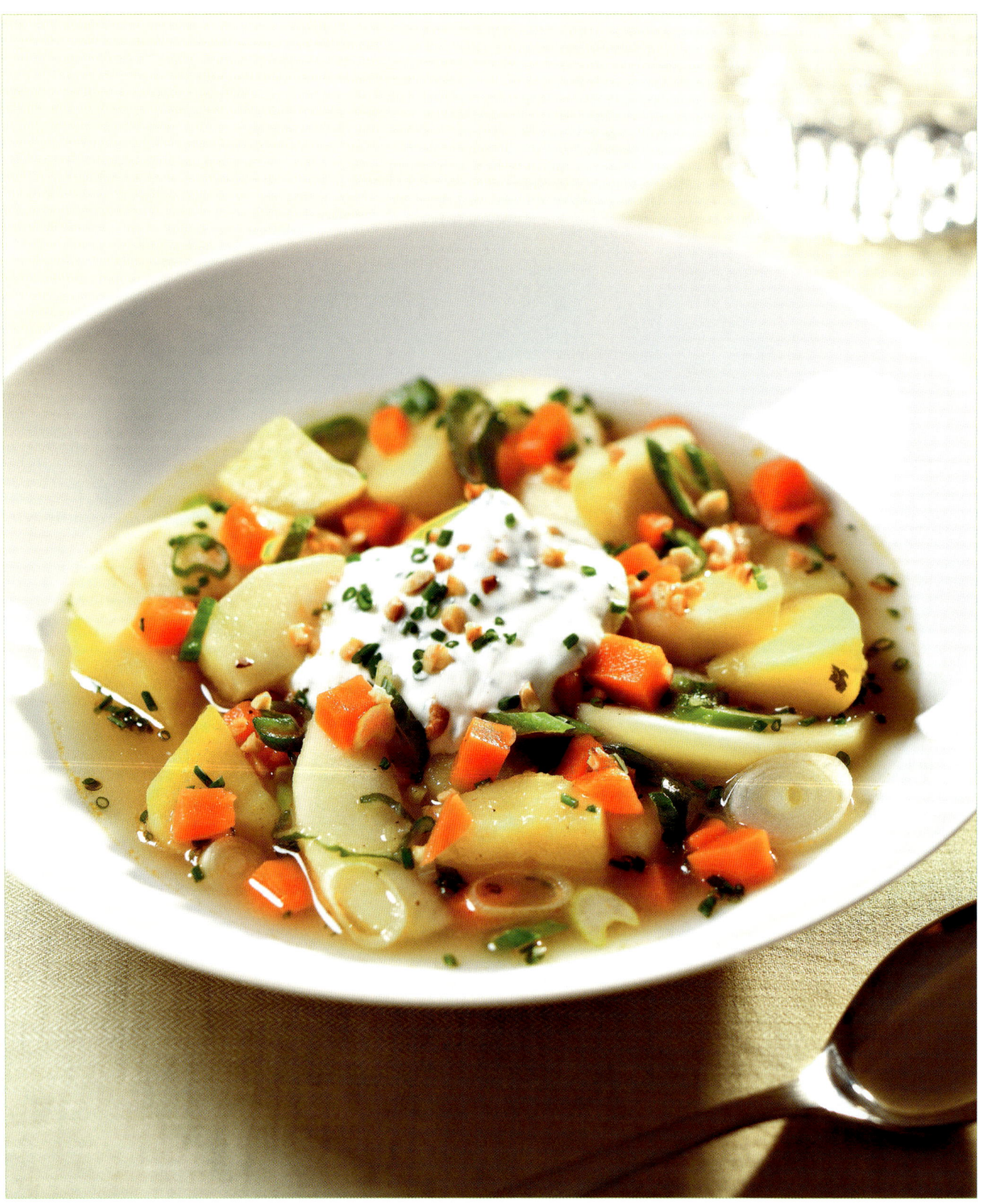

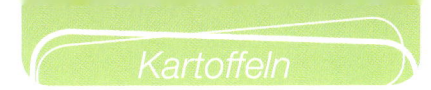
Nährwertangaben pro Portion
Energiedichte 0,7 kcal/g
341 kcal
11 g Fett
13 g Eiweiß
46 g Kohlenhydrate

Kartoffel-Gulasch (Foto)

mit Schnittlauchtopping

Für 4 Portionen

Zubereitungszeit: 35 Minuten

1 kg festkochende Kartoffeln
1 Stange Lauch
2 kleine Möhren
1 EL Sonnenblumenöl
400 ml Fleischbrühe
1 Apfel
1 EL gehackte Mandeln
4 EL saure Sahne
1 EL Schnittlauchröllchen

Die Kartoffeln schälen, waschen und in ca. 3 cm große Würfel schneiden. Den Lauch putzen, waschen und in Ringe schneiden. Die Möhren putzen, schälen und würfeln.

In einem Topf das Öl erhitzen. Kartoffeln, Lauch und Möhren zufügen und darin andünsten. Mit Fleischbrühe aufgießen, aufkochen und zugedeckt bei geringer Hitze ca. 15 – 20 Minuten kochen, bis die Kartoffeln gar sind.

Den Apfel waschen, schälen, halbieren und das Kerngehäuse entfernen. Den Apfel in Spalten schneiden, kurz vor Ende der Garzeit zum Kartoffel-Gulasch geben und ca. 2 Minuten mitgaren.

Die Mandeln in einer beschichteten Pfanne ohne Zugabe von Fett rösten. Saure Sahne mit Schnittlauchröllchen verrühren. Das Gulasch auf Tellern anrichten und mit der Schnittlauchsahne und den Mandeln bestreut servieren.

Nährwertangaben pro Portion
Energiedichte 0,7 kcal/g
135 kcal
7 g Fett
3 g Eiweiß
15 g Kohlenhydrate

Kartoffel-Stampf

mit Möhren

Für 4 Portionen

Zubereitungszeit: 30 Minuten

1 Zwiebel
200 g Möhren
300 g mehligkochende Kartoffeln
2 EL Rapsöl
250 ml Gemüsebrühe
Salz, Pfeffer
Muskatnuss
4 Stängel Petersilie

Die Zwiebel schälen, Möhren und Kartoffeln putzen, ebenfalls schälen, waschen und alles in ca. 1 cm große Würfel schneiden.

Das Öl in einem Topf erhitzen und das Gemüse kurz darin anschwitzen. Gemüsebrühe zugießen, aufkochen und bei geringer Hitze ca. 10 – 15 Minuten gar kochen. Anschließend Zwiebel-, Möhren- sowie Kartoffelwürfel abschütten, dabei die Brühe auffangen. Das Gemüse mit einem Stampfer so zerdrücken, dass es noch stückig ist, und – falls nötig – noch etwas Brühe zugeben. Mit Salz, Pfeffer und Muskatnuss abschmecken. Die Petersilie waschen, trocken schütteln, Blätter abzupfen, hacken und unterheben.

Nährwertangaben pro Portion
Energiedichte 0,7 kcal/g
273 kcal
10 g Fett
31 g Eiweiß
12 g Kohlenhydrate

Geflügelragout
mit Mischgemüse

Für 4 Portionen

Zubereitungszeit: 45 Minuten

450 g tiefgefrorene Erbsen
und Möhren
400 g Putenbrust
4 Frühlingszwiebeln
2 EL Sonnenblumenöl
Salz, Pfeffer
400 ml Gemüsebrühe
50 ml Weißwein
100 g Frischkäse (fettreduziert)
Speisestärke, nach Belieben

Erbsen und Möhren auftauen lassen. Die Putenbrust waschen, trocken tupfen und in Würfel schneiden. Die Frühlingszwiebeln putzen, waschen und schräg in ca. 1 cm breite Stücke schneiden.

In einer beschichteten Pfanne das Öl erhitzen. Das Fleisch darin anbraten, salzen, pfeffern und herausnehmen. Anschließend das Gemüse zugeben und bei mittlerer Hitze ca. 5 Minuten anschwitzen.

Dann Gemüsebrühe und Weißwein zugießen, aufkochen und bei geringer Hitze weitere 5 Minuten kochen. Das Fleisch wieder zugeben und heiß werden lassen.

Den Frischkäse unterrühren und je nach gewünschter Konsistenz die Sauce nach Belieben mit angerührter Speisestärke abbinden.

Vor dem Servieren mit Salz und Pfeffer abschmecken.

Dazu schmecken Salzkartoffeln.

Variante

Sie können auch anderes Gemüse kombinieren. Sehr gut schmecken z. B. weißer und grüner Spargel.

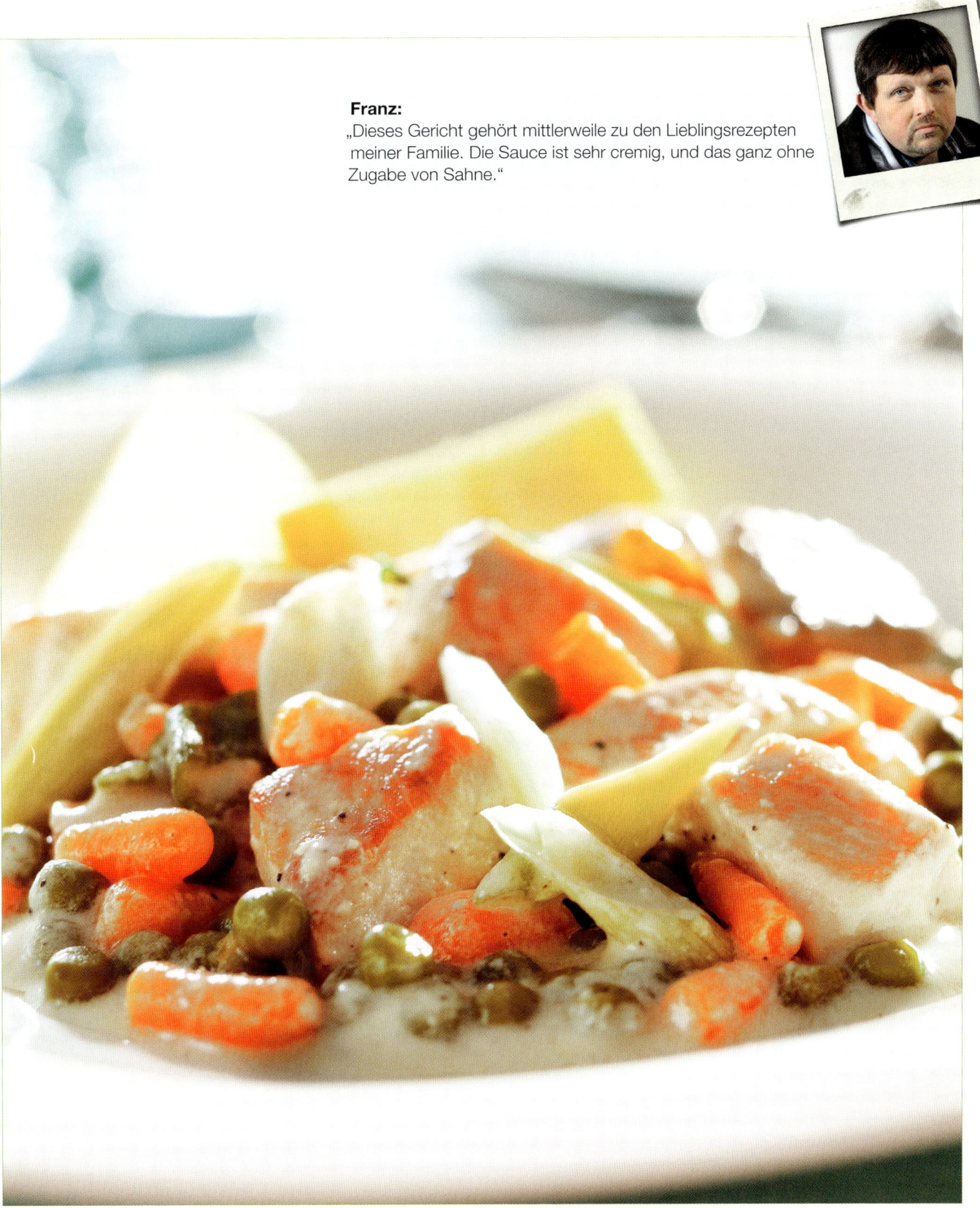

Franz:
„Dieses Gericht gehört mittlerweile zu den Lieblingsrezepten meiner Familie. Die Sauce ist sehr cremig, und das ganz ohne Zugabe von Sahne."

Nährwertangaben pro Portion
Energiedichte 0,7 kcal/g
203 kcal
4 g Fett
37 g Eiweiß
4 g Kohlenhydrate

Hähnchenbrust
gefüllt

Für 6 Portionen

Zubereitungszeit: 45 Minuten

2 gelbe Paprikaschoten
2 rote Paprikaschoten
6 Hähnchenbrustfilets (à ca. 150 g)
½ Bund Basilikum
Salz, Pfeffer
1 Zwiebel
100 ml Geflügelbrühe
3 Stängel glatte Petersilie
50 ml Sahne

Den Backofen auf 220 °C Oberhitze vorheizen. Die Paprikaschoten waschen, halbieren, Kerne sowie weiße Innenhäute entfernen, dann auf ein Backblech legen und im vorgeheizten Backofen ca. 5–10 Minuten backen, bis die Haut schwarze Blasen wirft. Anschließend die Schoten aus dem Ofen nehmen, mit einem feuchten Küchentuch abdecken, ca. 10 Minuten so stehen lassen und dann die Haut abziehen.

Die Hähnchenbrustfilets waschen, trocken tupfen und seitlich einschneiden, sodass eine Tasche entsteht. Das Basilikum waschen, trocken schütteln und die Blätter abzupfen. Zwei der roten Paprikahälften dritteln und je ein Stück zusammen mit etwas Basilikum in eine Tasche geben. Diese falls nötig mit einem Zahnstocher verschließen und von beiden Seiten etwas salzen und pfeffern.

Die restlichen Paprikaschoten in Streifen schneiden, die Zwiebel schälen und würfeln. Beides in einen Topf geben, das Fleisch obenauf legen und mit der Geflügelbrühe übergießen. Aufkochen und zugedeckt bei geringer Hitze ca. 20 Minuten garen.

Die Petersilie waschen, trocken schütteln, Blättchen abzupfen und fein hacken. Das Fleisch anschließend aus dem Topf nehmen und warm halten. Die Sahne zugießen und alles zu einer feinen Sauce pürieren. Mit Salz und Pfeffer abschmecken, zusammen mit dem Hähnchen anrichten und mit Petersilie bestreut servieren.

Koch-Tipp

Eine schöne Konsistenz erhält die Sauce, wenn Sie sie direkt vor dem Servieren noch einmal mit dem Pürierstab aufmixen.

Nährwertangaben pro Portion
Energiedichte 1,2 kcal/g
548 kcal
12 g Fett
38 g Eiweiß
71 g Kohlenhydrate

Putenbraten
mit Cranberry-Apfel-Füllung und Mandelreis

Für 6 Portionen

Zubereitungszeit: 30 Minuten
plus 30 Minuten Schmorzeit

100 g getrocknete Cranberries
4 saure Äpfel (z. B. Boskop)
3 Zwiebeln
½ Bund Thymian
300 ml Apfelsaft
800 g Putenbrust
Salz, Pfeffer
2 EL Sonnenblumenöl
300 ml Geflügelbrühe
2 EL Apfelessig
2–3 TL Speisestärke
300 g Reis
50 g Mandelstifte

Variante

Anstelle der Cranberries können
Sie die Füllung auch mit getrockneten Datteln oder Aprikosen
zubereiten.

Den Backofen auf 200 °C Ober- und Unterhitze (180 °C Umluft) vorheizen.

Die Cranberries fein hacken. Zwei der Äpfel waschen, schälen, Kerngehäuse entfernen und fein reiben. Eine der Zwiebeln schälen und in feine Würfel schneiden. Den Thymian waschen, trocken schütteln, Blättchen abzupfen und fein hacken.

In einem kleinen Topf 50 ml Apfelsaft erwärmen, die Cranberry- und Zwiebelstücke sowie die Apfelraspel zugeben und einmal aufkochen. Den Thymian unterrühren und die Masse etwas abkühlen lassen.

Die Putenbrust waschen, trocken tupfen und seitlich einschneiden, sodass eine Tasche entsteht. Das geht am einfachsten, indem man mit einem langen, schmalen Messer ein Loch in den Braten sticht (dabei nicht ganz durchstechen) und das Loch mit dem Stiel eines Kochlöffels etwas erweitert. Den Braten innen und außen kräftig mit Salz und Pfeffer würzen. Die Cranberry-Apfel-Masse in die Tasche füllen und mit Holzspießchen fest verschließen.

Die anderen beiden Zwiebeln schälen und in Würfel schneiden. Die übrigen Äpfel waschen, schälen, Kerngehäuse entfernen und in Spalten schneiden. In einem beschichteten Bräter das Öl erhitzen und den Putenbraten darin von allen Seiten anbraten, dann herausnehmen. Zwiebelwürfel und Apfelspalten zugeben und kurz anschwitzen. Mit dem restlichen Apfelsaft ablöschen. Die Geflügelbrühe zugießen und den Braten wieder in den Bräter setzen. Zugedeckt im vorgeheizten Backofen ca. 30 Minuten fertig garen.

Nach Ende der Garzeit den Braten herausnehmen. Die Sauce durch ein feines Sieb passieren, mit dem Apfelessig verfeinern, noch einmal abschmecken und mit in Wasser angerührter Speisestärke binden.

In der Zwischenzeit den Reis wie auf der Packung angegeben zubereiten. In einer beschichteten Pfanne die Mandelstifte ohne Zugabe von Fett rösten und unter den fertigen Reis mischen. Alles zusammen auf Tellern anrichten.

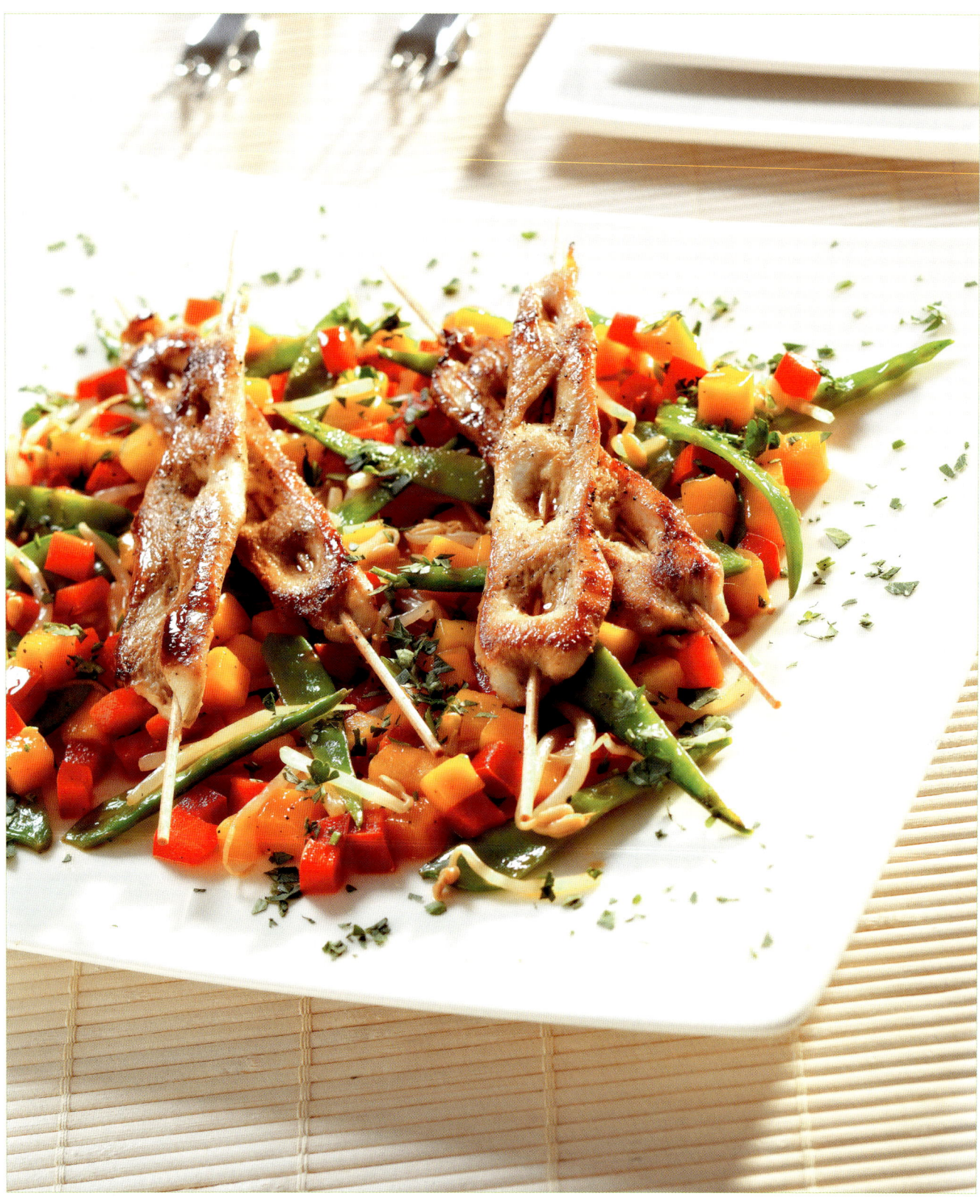

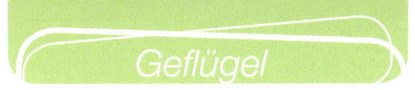

Nährwertangaben pro Portion
Energiedichte 1,0 kcal/g
398 kcal
7 g Fett
28 g Eiweiß
55 g Kohlenhydrate

Saté-Spieße
auf exotischer Reispfanne

Für 3 Portionen

Zubereitungszeit: 45 Minuten

150 g Reis
250 g Hähnchenbrustfilet
2 EL Sojasauce
1 Mango
1 rote Paprikaschote
100 g Zuckerschoten
100 g Mungobohnenkeimlinge
3 Stängel Koriander
1 EL Sonnenblumenöl
250 ml Geflügelbrühe
Salz, Pfeffer

Den Reis wie auf der Packung angegeben zubereiten.

Die Hähnchenbrustfilets waschen, trocken tupfen und längs in Streifen schneiden. Diese nebeneinander in einen Gefrierbeutel legen und mithilfe einer kleinen Pfanne etwas dünner klopfen. Das Fleisch anschließend wellenförmig auf lange Holzspieße stecken und mit Sojasauce bepinseln.

Die Mango schälen, das Fruchtfleisch vom harten Kern lösen und in kleine Würfel schneiden. Die Paprikaschote waschen, Kerne sowie weiße Innenhäute entfernen und in Würfel schneiden. Die Zuckerschoten putzen, waschen und schräg halbieren. Die Mungobohnenkeimlinge ebenfalls waschen und abtropfen lassen. Den Koriander waschen, trocken schütteln, Blättchen abzupfen und hacken.

In einer beschichteten Pfanne das Öl erhitzen. Die Spieße von beiden Seiten braten, herausnehmen und warm halten. Das Gemüse und die Mangowürfel in die Pfanne geben und anschwitzen. Dann die Geflügelbrühe zugießen, aufkochen und bei geringer Hitze ca. 5 Minuten offen kochen, dabei gelegentlich umrühren. Den Koriander unterrühren, mit Salz und Pfeffer abschmecken. Das Gemüse zusammen mit dem Reis und den Saté-Spießen auf Tellern anrichten.

Der **Fett**weg!-Tipp

Fett ist nicht gleich Fett. Bevorzugen Sie pflanzliche Öle wie Raps-, Sonnenblumen- oder Olivenöl. Tierische Fette wie Butter enthalten viele gesättigte Fettsäuren, die den Cholesterinspiegel steigen lassen.

Nährwertangaben pro Portion
Energiedichte 1,3 kcal/g
415 kcal
9 g Fett
37 g Eiweiß
46 g Kohlenhydrate

Curryhühnchen

Für 4 Portionen

Zubereitungszeit: 30 Minuten

200 g Reis
150 g tiefgefrorene Erbsen
Salz, Pfeffer
2 cm Ingwer
1 Zwiebel
1 Knoblauchzehe
500 g Hähnchenbrustfilet
2 EL Rapsöl
2 EL Currypulver
200 ml Geflügelbrühe
4 EL Naturjoghurt (1,5 % Fett)

Den Reis wie auf der Verpackung angegeben zubereiten. Die Erbsen auftauen lassen und wenige Minuten vor Ende der Garzeit zum Reis geben. Eventuell noch vorhandenes Wasser abgießen und mit Salz und Pfeffer abschmecken.

Den Ingwer schälen und grob reiben. Die Zwiebel und die Knoblauchzehe schälen und beides fein würfeln. Die Hähnchenbrustfilets waschen, trocken tupfen und in Würfel schneiden.

In einer beschichteten Pfanne das Öl erhitzen und das Hähnchenfleisch von allen Seiten goldbraun anbraten, mit Salz und Pfeffer würzen, dann das Fleisch herausnehmen. Die Zwiebel und den Knoblauch im Bratfett glasig anschwitzen. Anschließend Ingwer und Currypulver unterrühren, mit Geflügelbrühe aufgießen und aufkochen lassen.

Das Hähnchenfleisch zurück in die Pfanne geben und bei geringer Hitze ca. 15 Minuten kochen. Mit dem Joghurt verfeinern, mit Salz und Pfeffer abschmecken.

Den Reis zusammen mit dem Curryhühnchen auf Tellern anrichten.

Servier-Tipp

Dazu passt ein Salat, z. B. der Möhren-Apfel-Salat von Seite 48.

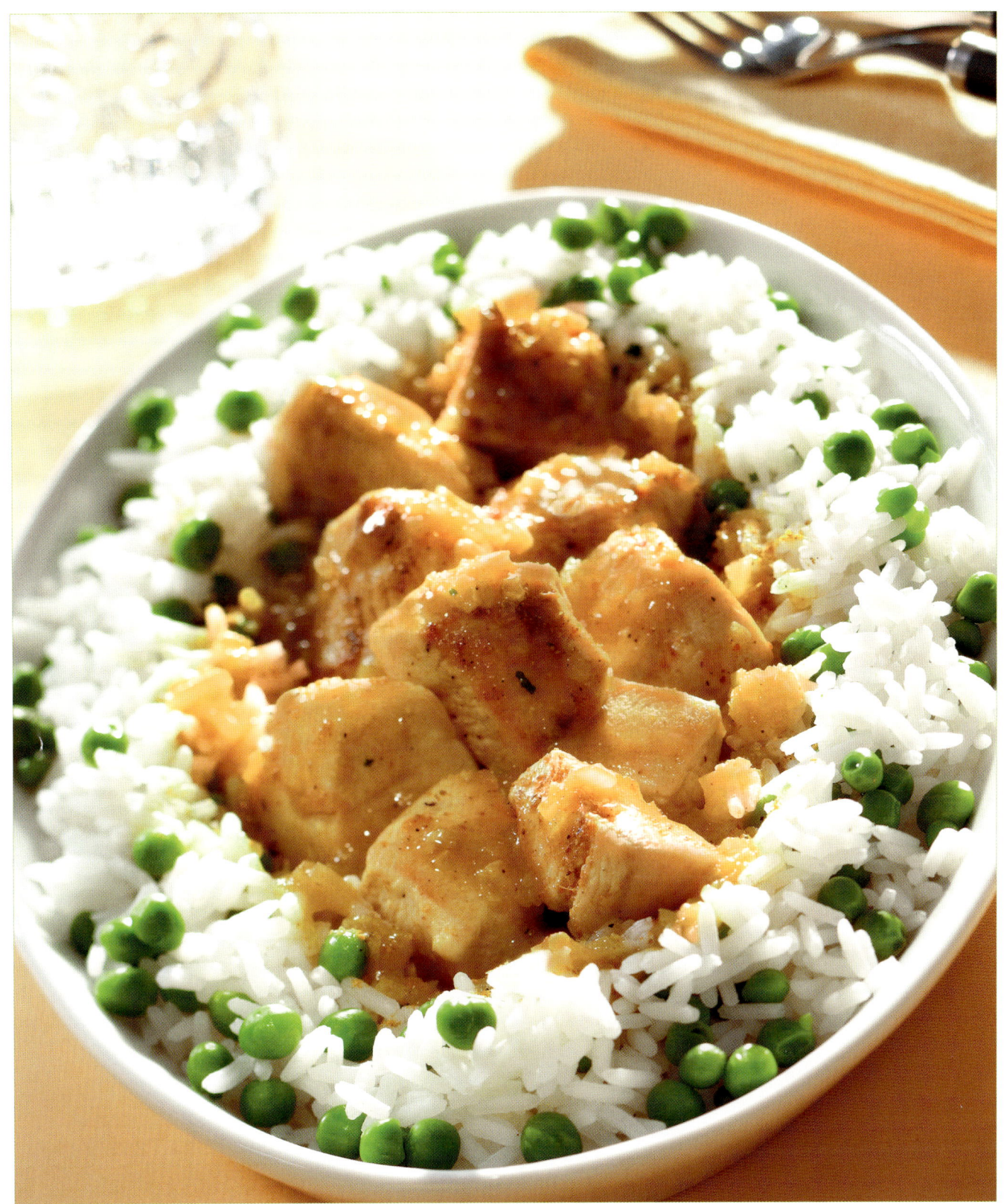

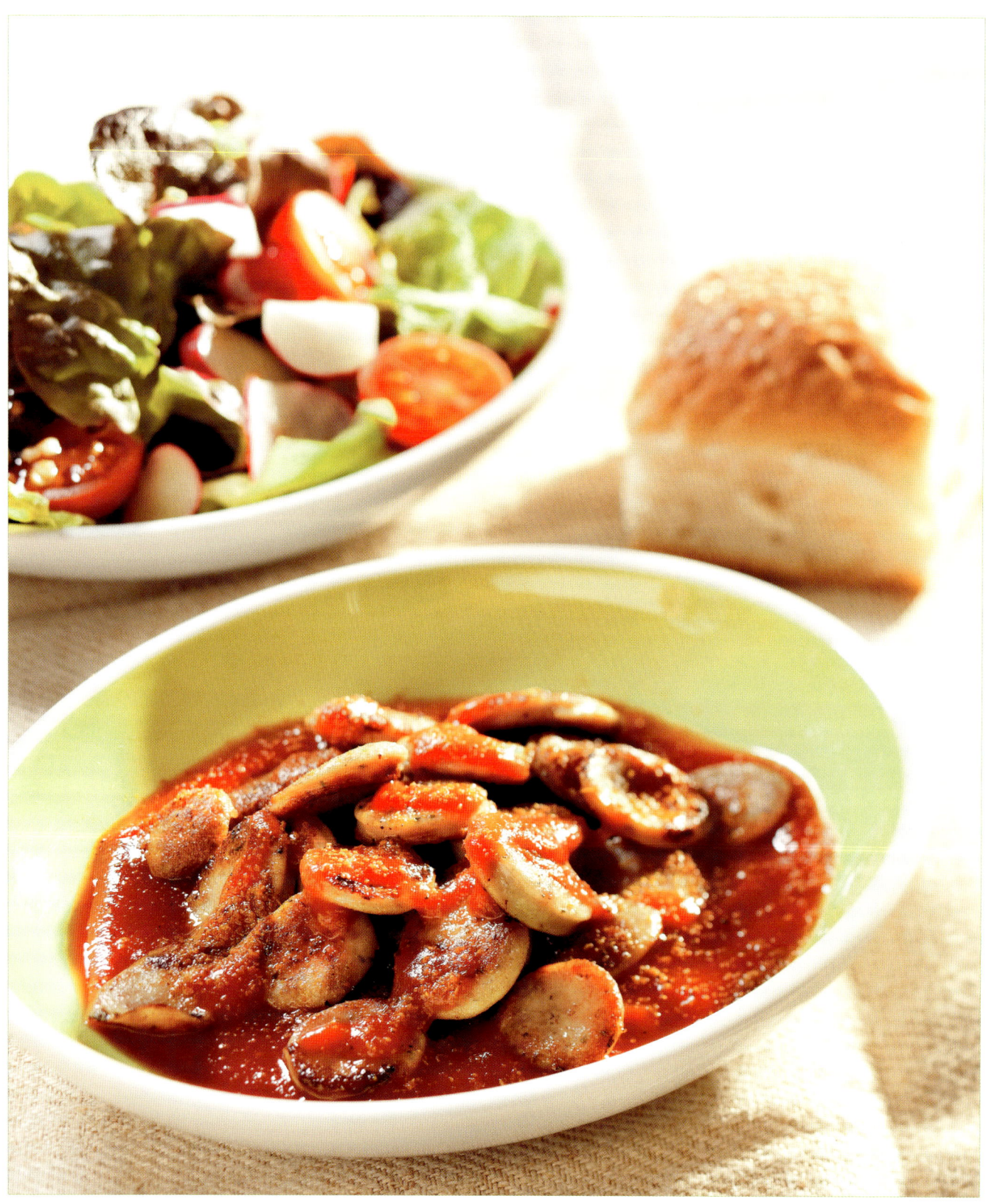

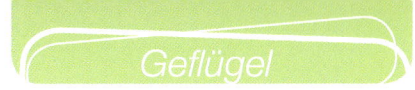
Nährwertangaben pro Portion
Energiedichte 1,1 kcal/g
365 kcal
23 g Fett
13 g Eiweiß
26 g Kohlenhydrate

Currywurstgulasch

Für 4 Portionen

Zubereitungszeit: 20 Minuten

2 Orangen
½ Limette
1 Dose geschälte Tomaten (425 g)
300 ml Ketchup
Currypulver
Salz, Pfeffer
1 Prise Zucker
4 Geflügelbratwürste (à 80 g)
2 EL Sonnenblumenöl

Die Orangen und die Limettenhälfte auspressen. Den Saft in einen Topf geben, aufkochen und bei geringer Hitze etwas einkochen. Die geschälten Tomaten mit einem Pürierstab pürieren und zum Saft geben. Die Flüssigkeit bei geringer Hitze weiter einkochen, dann den Ketchup zugeben und mit Currypulver, Salz, Pfeffer sowie Zucker abschmecken.

Die Geflügelbratwürste in Scheiben schneiden und in einer beschichteten Pfanne in Öl von allen Seiten braten. Die Currysauce zugeben und nochmals abschmecken. Das Ganze heiß werden lassen und abschließend mit etwas Currypulver bestreut servieren.

Dazu schmecken ein bunt gemischter Salat und ein Brötchen einfach am besten.

Der **Fett**weg**!**-Tipp

Achten Sie auf eine ausreichende Flüssigkeitszufuhr, wenn Sie Sport treiben. Trinken Sie je nach Anstrengungsgrad 0,5–1 l. Ideal geeignet ist Wasser.

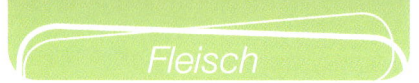
Nährwertangaben pro Portion
Energiedichte 1,5 kcal/g
187 kcal
9 g Fett
26 g Eiweiß
0 g Kohlenhydrate

Saltimbocca vom Schwein

Für 4 Portionen

Zubereitungszeit: 25 Minuten

4 Schweineschnitzel (à ca. 80 g)
Salz, Pfeffer
8 Salbeiblätter
4 Scheiben Parmaschinken
2 EL Olivenöl

Die Schnitzel waschen, trocken tupfen, nacheinander in einen Gefrierbeutel legen und mit einer kleinen Pfanne flach klopfen. Von beiden Seiten mit Salz und Pfeffer würzen.

Die Salbeiblätter waschen und trocken tupfen. Die Schnitzel mit Salbeiblättchen und Parmaschinken belegen, zusammenklappen und mit Holzspießchen feststecken.

In einer beschichteten Pfanne das Öl erhitzen und die Schnitzel von jeder Seite ca. 5 Minuten braten.

Variante

Dieses Gericht schmeckt auch gut mit Hähnchen- oder Putenschnitzeln.

Rainer:
„Salbei und Parmaschinken passen perfekt zum Schwein. Dieses schnelle Gericht schmeckt mir immer wieder gut."

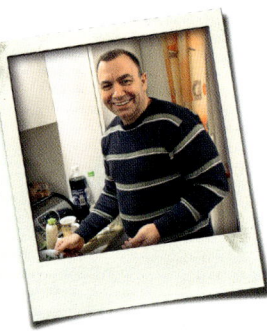

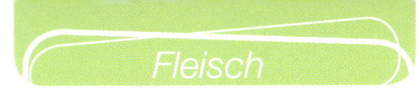
Nährwertangaben pro Portion
Energiedichte 1,3 kcal/g
400 kcal
19 g Fett
36 g Eiweiß
19 g Kohlenhydrate

Schweinebraten light

Für 4 Portionen

Zubereitungszeit: 30 Minuten
plus 1 Stunde Schmorzeit

500 g Schweineschulter
100 g Zwiebeln
200 g Möhren
200 g Knollensellerie
300 g Kartoffeln
2 EL Sonnenblumenöl
Salz, Pfeffer
800 ml Fleischbrühe
2 TL gemahlener Kümmel
Speisestärke, nach Belieben

Das Fleisch waschen und trocken tupfen. Die Zwiebeln schälen und grob hacken. Möhren, Knollensellerie und Kartoffeln putzen, schälen, gegebenenfalls waschen und in grobe Würfel schneiden.

In einem Bräter das Öl erhitzen. Das Fleisch rundherum kräftig anbraten, salzen und pfeffern. Die Hitze etwas reduzieren, Zwiebeln zum Fleisch geben und anschwitzen. Die Brühe angießen, mit Kümmel würzen und das Gemüse sowie die Kartoffeln zugeben. Zugedeckt bei geringer Hitze ca. 1 Stunde schmoren, dabei ab und zu nachsehen, ob Brühe nachgegossen werden muss.

Sobald das Fleisch gar und zart ist aus dem Bräter herausnehmen. Das Gemüse mit Salz und Pfeffer abschmecken. Nach Belieben die Flüssigkeit mit in Wasser angerührter Speisestärke binden oder das Gemüse in der Sauce pürieren. Das Fleisch in Scheiben aufschneiden und alles zusammen servieren.

Variante

Schmoren Sie dieses Gericht ca. 1 Stunde zugedeckt im Backofen bei 200 °C Ober- und Unterhitze.

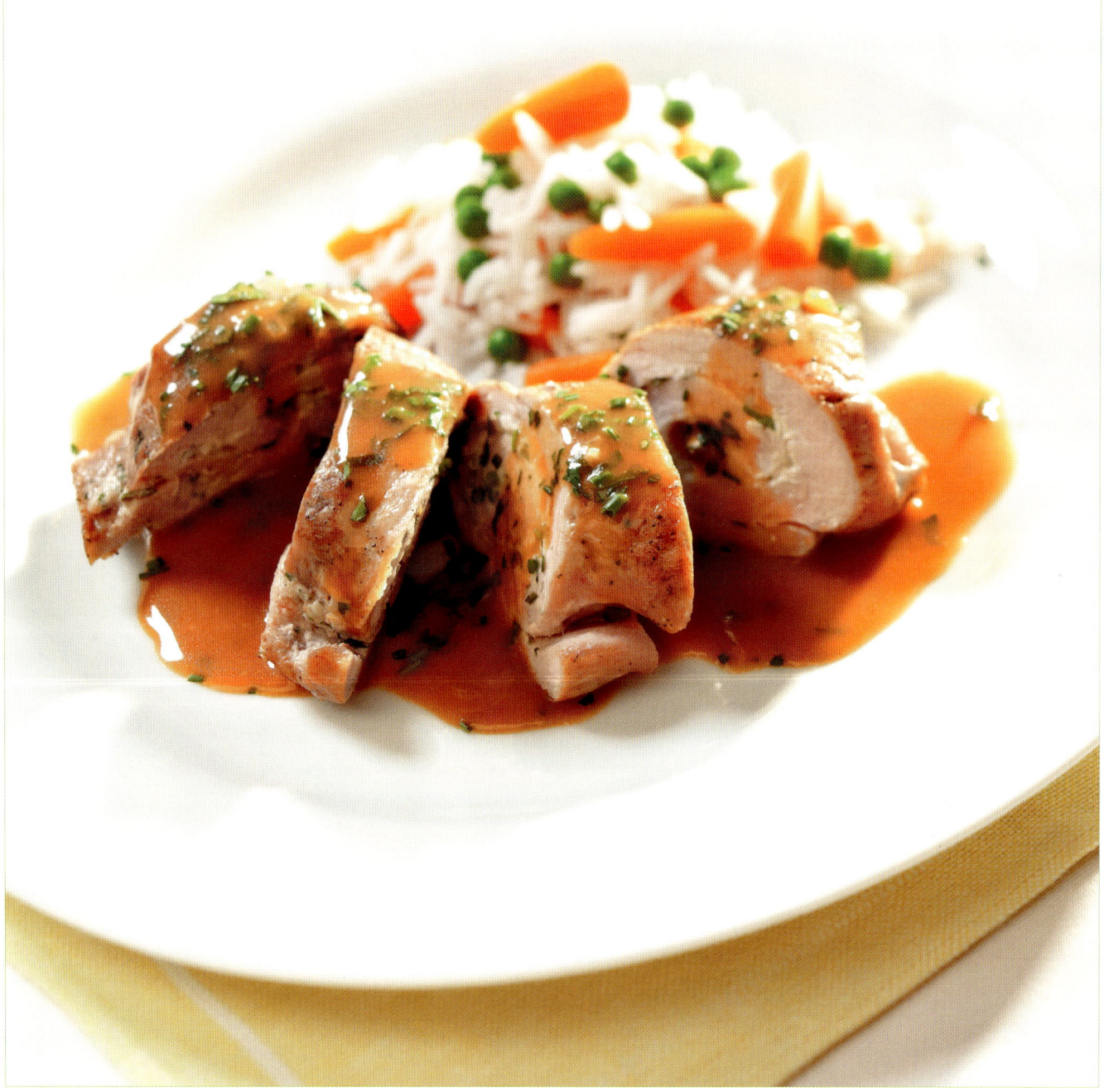

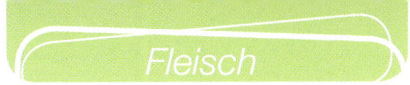

Nährwertangaben pro Portion
Energiedichte 1,0 kcal/g
564 kcal
15 g Fett
36 g Eiweiß
64 g Kohlenhydrate

Schnitzelröllchen
mit Käsefüllung

Für 3 Portionen

Zubereitungszeit: 50 Minuten

200 g Reis
400 ml Gemüsebrühe
300 g tiefgefrorene Erbsen
und Möhren
Salz, Pfeffer
3 Schweineschnitzel (à ca. 100 g)
1 Zwiebel
1 Knoblauchzehe
1 Bund Petersilie
1 Tomate
125 g Kräuterfrischkäse (fettreduziert)
2 EL Sonnenblumenöl
125 ml Weißwein
125 ml Wasser
Speisestärke, nach Belieben

Den Reis wie auf der Packung angegeben in der Gemüsebrühe zubereiten. 5 Minuten vor Ende der Garzeit Erbsen und Möhren zugeben und mitgaren. Eventuell noch vorhandenes Wasser abgießen, mit Salz sowie Pfeffer abschmecken.

Die Schnitzel waschen, trocken tupfen und mit Salz und Pfeffer würzen. Die Zwiebel und die Knoblauchzehe schälen und in Würfel schneiden. Die Petersilie waschen, trocken schütteln, Blätter abzupfen und klein schneiden. Die Tomate waschen, den Strunk sowie die Kerne entfernen und in feine Würfel schneiden. Mit Zwiebel- und Knoblauchwürfeln, der gehackten Petersilie sowie 100 g Kräuterfrischkäse verrühren und auf den Schnitzeln verteilen. Das Fleisch aufrollen und jeweils mit Küchengarn fest zusammenbinden.

In einer beschichteten Pfanne das Öl erhitzen und das Fleisch von allen Seiten anbraten. Wein und Wasser zugießen, aufkochen und zugedeckt bei geringer Hitze ca. 25 Minuten schmoren. Dann herausnehmen, in Scheiben schneiden und auf Tellern anrichten. Den restlichen Kräuterfrischkäse in den verbliebenen Sud einrühren, die Sauce nach Belieben mit in Wasser angerührter Speisestärke abbinden. Mit den Schnitzelröllchen sowie dem Gemüsereis servieren.

Variante

Nach Belieben können Sie die Füllung auch für Hähnchen- oder Kalbsröllchen verwenden.

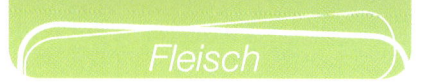

Nährwertangaben pro Portion
Energiedichte 0,9 kcal/g
459 kcal
19 g Fett
39 g Eiweiß
32 g Kohlenhydrate

Schweinefilet mit Steinpilzkruste
auf Kartoffel-Spinat-Gemüse

Für 4 Portionen

Zubereitungszeit: 35 Minuten

450 g tiefgefrorener Blattspinat
600 g festkochende Kartoffeln
Salz
1 Knoblauchzehe
10 g getrocknete Steinpilze
500 g Schweinefilet
Pfeffer
2 Scheiben Vollkorntoastbrot
5 Stängel Petersilie
1 EL Butter
1 TL Senf
1 TL Kräuter der Provence
200 g Champignons
1 Zwiebel
3 EL Rapsöl
250 ml Gemüsebrühe
50 g Frischkäse (fettreduziert)
Speisestärke, nach Belieben
Muskatnuss

Den Spinat auftauen lassen. Die Kartoffeln schälen, waschen, in Würfel schneiden und in ausreichend Salzwasser gar kochen. Die Knoblauchzehe schälen und klein hacken.

Den Backofen auf 180 °C Ober- und Unterhitze (160 °C Umluft) vorheizen.

Die Steinpilze in etwas lauwarmem Wasser ca. 10 Minuten einweichen, ausdrücken und klein schneiden. Das Schweinefilet waschen und trocken tupfen, mit Salz und Pfeffer würzen. Das Toastbrot entrinden und in kleine Würfel schneiden. Die Petersilie waschen, trocken schütteln, Blätter abzupfen und klein hacken. Toastbrot, Pilze und Petersilie mit Butter, Senf, Kräutern der Provence, Salz und Pfeffer mischen und bis zur weiteren Verwendung kalt stellen.

Die Champignons putzen und in Scheiben schneiden. Die Zwiebel schälen und in Würfel schneiden.

In einer beschichteten Pfanne 2 EL Öl erhitzen. Das Schweinefilet darin von allen Seiten anbraten, anschließend herausnehmen und etwas abkühlen lassen. Dann die gekühlte Steinpilzmasse auf dem Filet verteilen und dieses in eine Auflaufform setzen. Champignons und Zwiebel in die Pfanne geben und andünsten. Mit Gemüsebrühe aufgießen, Frischkäse einrühren und nach Belieben mit in Wasser angerührter Speisestärke abbinden. Salzen sowie pfeffern und die Pilze um das Filet in der Auflaufform verteilen. Das Ganze im vorgeheizten Backofen ca. 15 Minuten fertig garen.

Das restliche Öl in der Pfanne erhitzen, Kartoffeln, Spinat und Knoblauch in die Pfanne geben und kurz anschwitzen. Mit Salz, Pfeffer und Muskatnuss abschmecken. Das Schweinefilet mit Sauce sowie dem Kartoffel-Spinat-Gemüse anrichten.

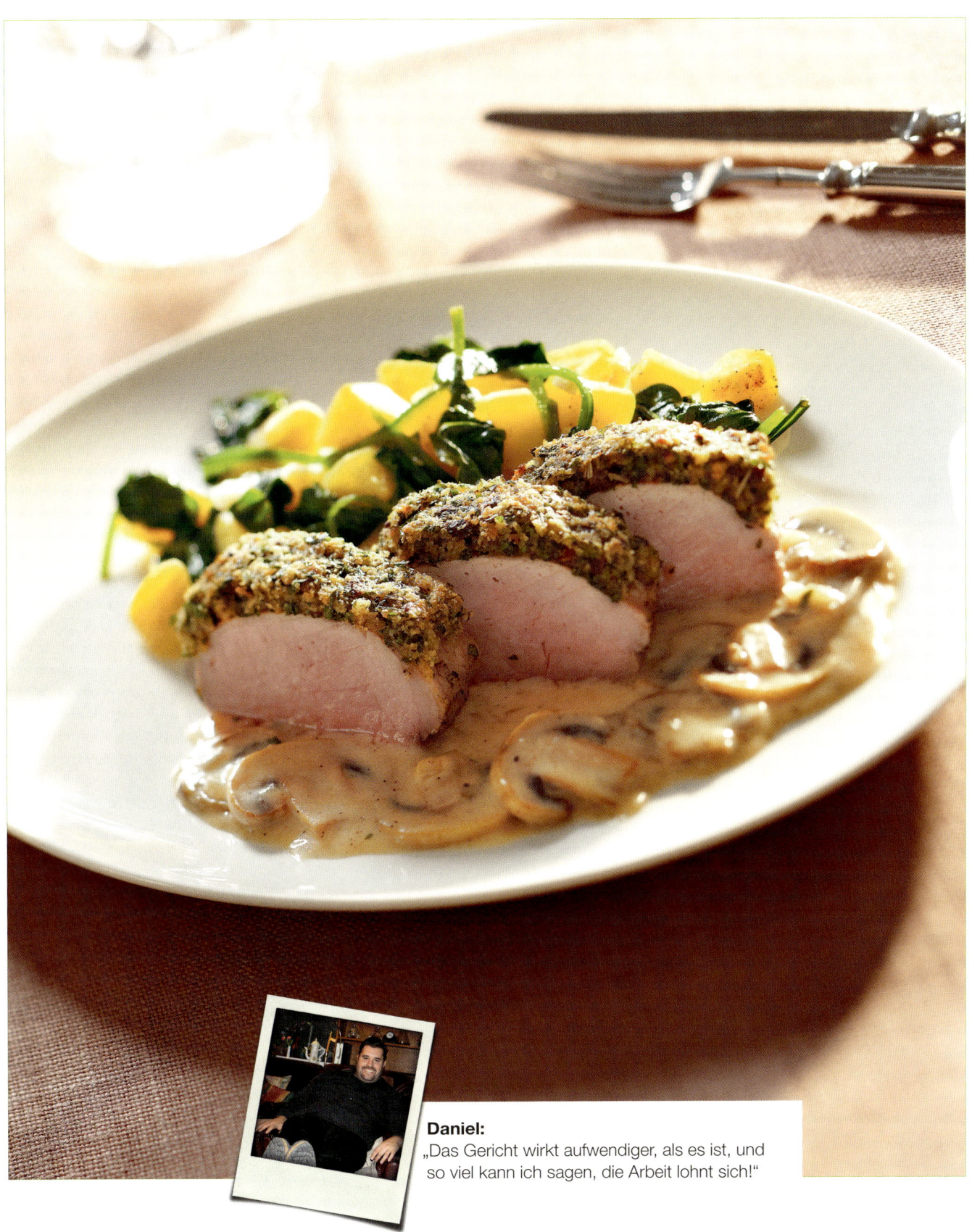

Daniel:
„Das Gericht wirkt aufwendiger, als es ist, und
so viel kann ich sagen, die Arbeit lohnt sich!"

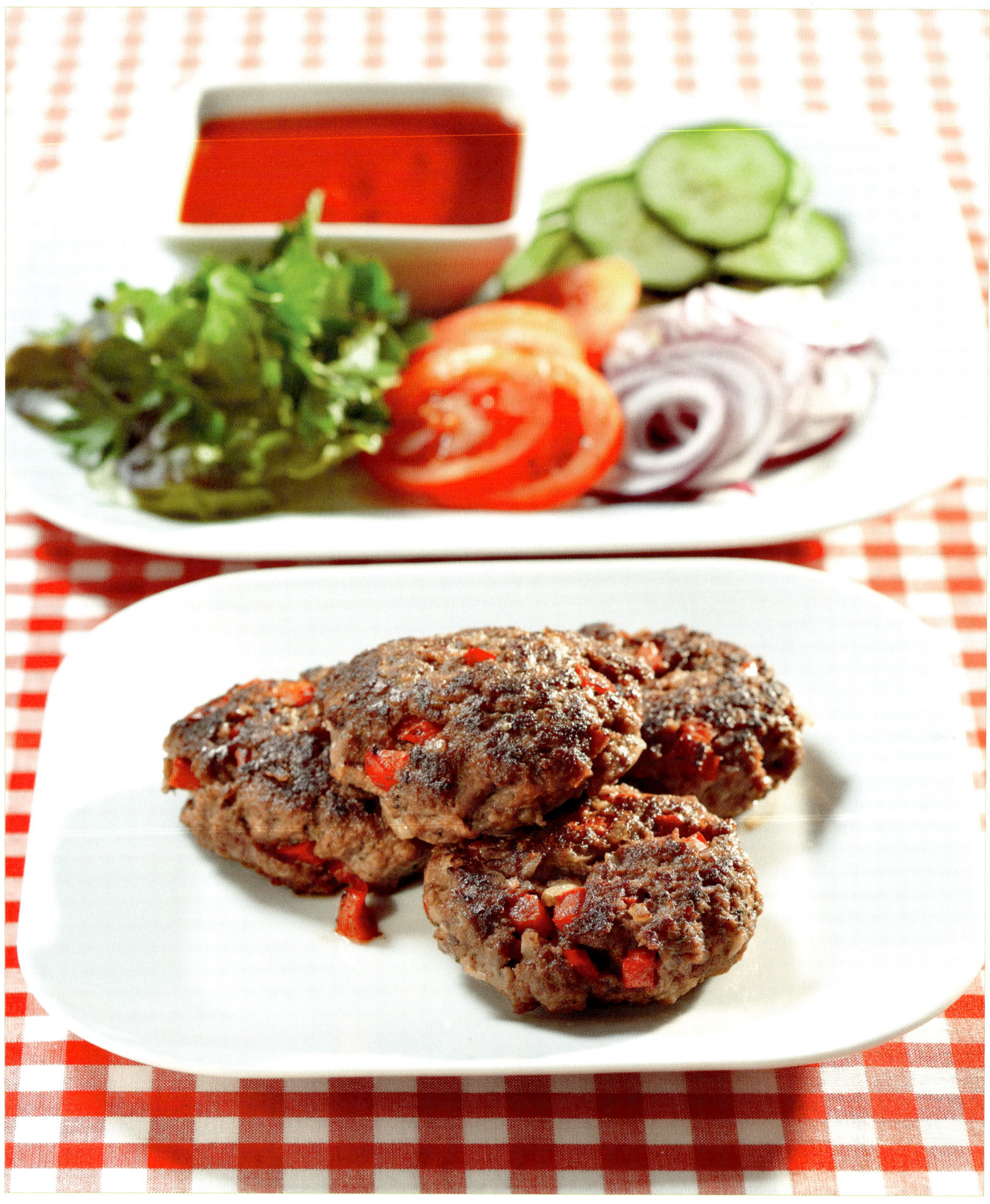

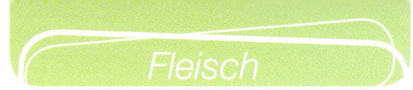

Nährwertangaben pro Portion
Energiedichte 1,2 kcal/g
530 kcal
26 g Fett
34 g Eiweiß
38 g Kohlenhydrate

Paprikafrikadellen
mit Kartoffelpüree und Gurkensalat

Für 4 Portionen

Zubereitungszeit: 60 Minuten

Paprikafrikadellen

1 Brötchen vom Vortag
1 Zwiebel
1 rote Paprikaschote
3 EL Sonnenblumenöl
2 Zweige Oregano
500 g Rinderhackfleisch
1 Ei
1 EL Senf
1 EL Ketchup
Salz, Pfeffer
Muskatnuss

Kartoffelpüree

600 g mehligkochende Kartoffeln
Salz
125 ml lauwarme Milch (1,5 % Fett)
Pfeffer
Muskatnuss

Gurkensalat

300 g Salatgurke
150 g Naturjoghurt (1,5 % Fett)
Salz, Pfeffer
Saft von ½ Zitrone

Für die Frikadellen das Brötchen in Wasser einweichen.

Die Zwiebel schälen und fein würfeln. Die Paprikaschote waschen, die Kerne sowie weiße Innenhäute entfernen und ebenfalls fein würfeln.

In einer beschichteten Pfanne 1 EL Öl erhitzen und Zwiebel- sowie Paprikawürfel darin andünsten. Anschließend aus der Pfanne nehmen und beiseitestellen. Den Oregano waschen, trocken schütteln, die Blätter abzupfen und fein hacken.

Das Brötchen gut ausdrücken, zerpflücken und mit dem Gemüse sowie dem Hackfleisch vermengen. Die Masse mit Ei, Senf und Ketchup vermischen und mit Salz, Pfeffer sowie Muskatnuss würzen. Zum Schluss den Oregano dazugeben. Aus dem Hackfleischteig 8 Frikadellen formen. Das restliche Öl in der Pfanne erhitzen und die Frikadellen von beiden Seiten braten.

Für das Kartoffelpüree die Kartoffeln schälen, waschen und in kochendem Salzwasser garen. Abschütten und zusammen mit der Milch zu einem glatten Püree stampfen. Mit Salz, Pfeffer und Muskatnuss abschmecken.

Für den Gurkensalat die Gurke putzen, waschen und in feine Scheiben hobeln. Den Joghurt glatt rühren und mit Salz, Pfeffer und Zitronensaft abschmecken. Mit den Gurken vermengen und zusammen mit den Paprikafrikadellen und dem Kartoffelpüree anrichten.

Variante

Mit einigen Salatblättern, Zwiebelringen, Tomaten- sowie Gurkenscheiben, einem Vollkornbrötchen und etwas Tomatenketchup können Sie schnell einen leckeren Burger zubereiten.

Der **Fett**weg!-Tipp

Sparen Sie Fett, indem Sie die Frikadellen im Backofen oder auf dem Grill garen. Dabei gilt: Je kleiner die Frikadellen sind, desto besser werden sie von Geschmack und Konsistenz.

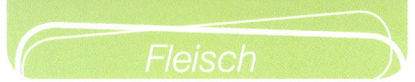
Nährwertangaben pro Portion
Energiedichte 0,6 kcal/g
318 kcal
16 g Fett
16 g Eiweiß
27 g Kohlenhydrate

Kürbis-Hack-Pfanne

Für 4 Portionen

Zubereitungszeit: 50 Minuten

800 g Kürbis (z. B. Hokkaido)
250 g festkochende Kartoffeln
500 ml Gemüsebrühe
2 Zwiebeln
1 Apfel
1 TL Zitronensaft
2 EL Sonnenblumenöl
200 g Rinderhackfleisch
Salz, Pfeffer
1 Dose stückige Tomaten (425 g)

Den Kürbis putzen, waschen, halbieren, die Kerne mit einem Löffel entfernen und würfeln. Die Kartoffeln schälen, waschen und ebenfalls in Würfel schneiden. Diese zusammen mit dem Kürbis in einem Topf mit Gemüsebrühe in ca. 15 Minuten gar kochen. Danach abschütten und warm halten.

Die Zwiebeln schälen und in Würfel schneiden. Den Apfel waschen, halbieren, das Kerngehäuse entfernen und in Würfel schneiden, dann mit Zitronensaft beträufeln.

In einer beschichteten Pfanne das Öl erhitzen, das Rinderhackfleisch darin krümelig braten, salzen und pfeffern. Das Gemüse sowie die Apfelwürfel zugeben und ebenfalls kurz braten. Die Tomaten unterrühren, einmal aufkochen und alles mit Salz und Pfeffer abschmecken.

Info

Gut zu wissen: Beim Hokkaido- und beim Butternut-Kürbis kann die Schale mitgegessen werden. Außerhalb der Kürbissaison schmeckt die herzhafte Pfanne mit eingelegtem Kürbis aus dem Glas.

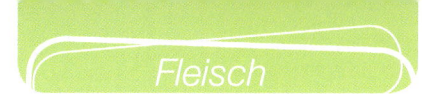

Nährwertangaben pro Portion
Energiedichte 1,2 kcal/g
373 kcal
18 g Fett
20 g Eiweiß
30 g Kohlenhydrate

Herzhafte Schupfnudelpfanne
mit Sauerkraut

Für 4 Portionen

Zubereitungszeit: 30 Minuten

1 Dose Sauerkraut (314 g)
2 Frühlingszwiebeln
300 g Kasseler
2 EL Sonnenblumenöl
500 g Schupfnudeln
250 ml Gemüsebrühe
1 Lorbeerblatt
5 Wacholderbeeren
Salz, Pfeffer
gemahlener Kümmel

Das Sauerkraut abtropfen lassen. Die Frühlingszwiebeln putzen, waschen und in Ringe schneiden. Kasseler in Streifen schneiden.

In einer beschichteten Pfanne das Öl erhitzen und das Fleisch darin anbraten. Die Schupfnudeln zugeben und mitbraten. Das Sauerkraut untermischen, mit Gemüsebrühe aufgießen und die Gewürze zugeben.

Das Ganze aufkochen, die Frühlingszwiebeln zugeben und bei geringer Hitze ca. 5 Minuten kochen.

Dann das Lorbeerblatt und die Wacholderbeeren entfernen und kräftig mit Salz, Pfeffer und Kümmel abschmecken.

Variante

Lust auf einen Hauch Exotik? Mischen Sie einige Ananaswürfel unter das Sauerkraut und ersetzen Sie das Lorbeerblatt und die Wacholderbeeren durch eine rote Chilischote.

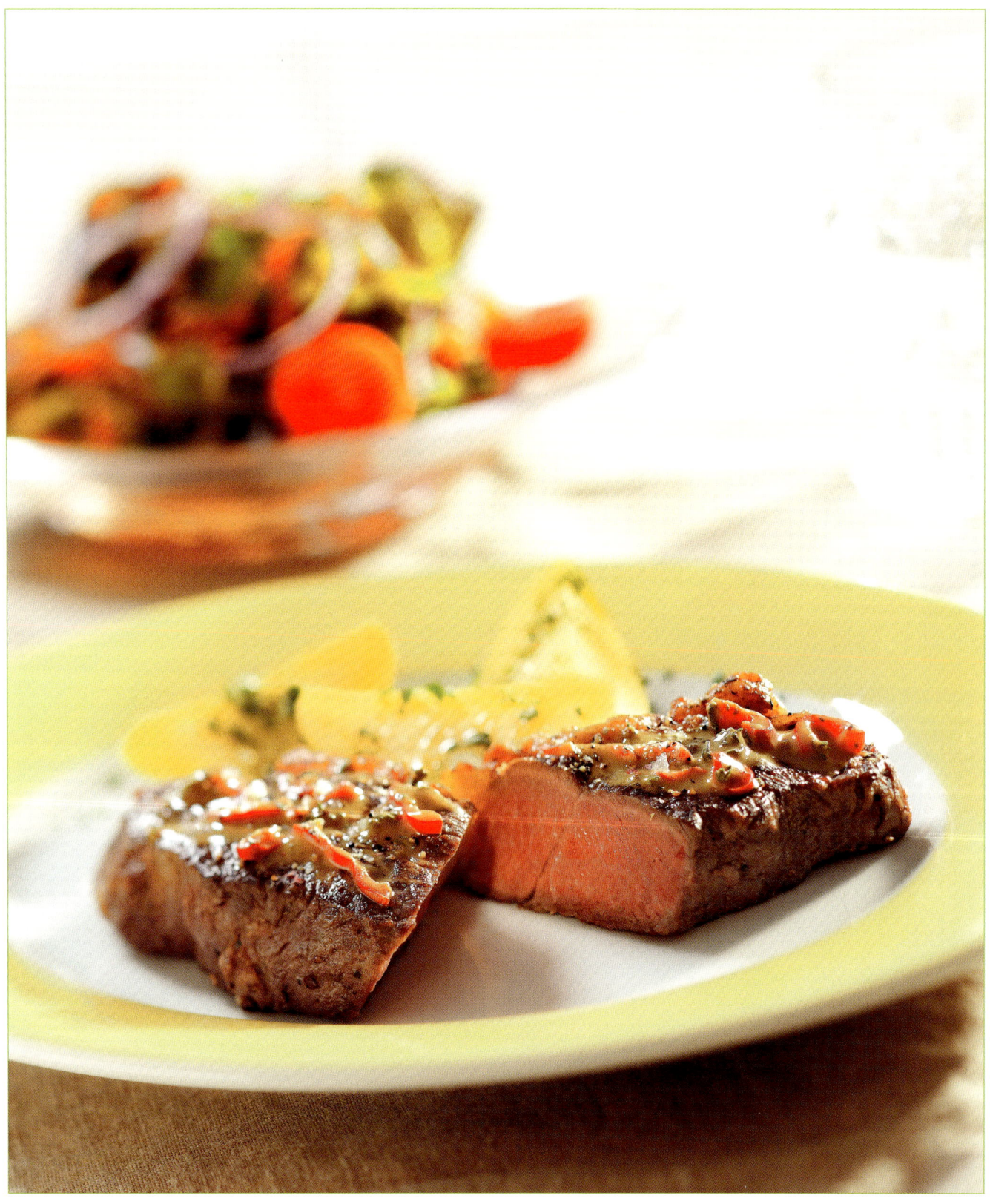

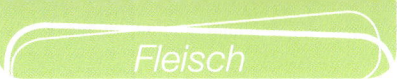

Nährwertangaben pro Portion
Energiedichte 1,2 kcal/g
283 kcal
11 g Fett
44 g Eiweiß
2 g Kohlenhydrate

Rumpsteak
mit scharfer Marinade

Für 4 Portionen

Zubereitungszeit: 20 Minuten
plus 6 Stunden Marinierzeit

4 Rumpsteaks (à 200 g)
3 Zweige Thymian
1 rote Chilischote
1 EL Worcestersauce
2 EL mittelscharfer Senf
2 EL Olivenöl
Pfeffer
Salz

Die Rumpsteaks waschen und trocken tupfen. Falls vorhanden den Fettrand der Rumpsteaks entfernen. Den Thymian waschen, trocken schütteln, die Blättchen abzupfen und grob hacken. Die Chilischote waschen, Kerne sowie weiße Innenhäute entfernen und in Streifen schneiden. Beides mit der Worcestersauce und dem Senf verrühren, zum Schluss das Öl unterrühren und mit Pfeffer würzen.

Die Rumpsteaks von beiden Seiten mit der Marinade bepinseln, in eine Auflaufform legen, mit Frischhaltefolie abdecken und im Kühlschrank mindestens 6 Stunden, am besten jedoch über Nacht, ziehen lassen. Die Marinade etwas abstreifen, die Steaks anschließend von beiden Seiten mit Salz und Pfeffer würzen und in einer beschichteten Pfanne ohne weitere Fettzugabe auf jeder Seite 2–3 Minuten rosa braten.

Dazu schmecken Salzkartoffeln und Salat.

Der **Fett**weg!-Tipp

Ganz ohne Fett garen Sie, wenn Sie Fleisch oder auch Gemüse grillen. Neben dem klassischen Gartengrill funktioniert das auch mit einem kleinen Elektrogrill oder der Grillfunktion des Backofens.

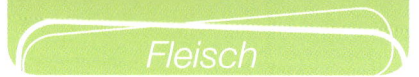

Nährwertangaben pro Portion
Energiedichte 1,3 kcal/g
511 kcal
18 g Fett
30 g Eiweiß
52 g Kohlenhydrate

Zürcher Geschnetzeltes

Für 4 Portionen

Zubereitungszeit: 35 Minuten

250 g Reis
1 Zwiebel
400 g Champignons
2 EL Sonnenblumenöl
400 g Kalbsgeschnetzeltes
Salz, Pfeffer
100 ml trockener Weißwein
200 ml Fleischbrühe
100 ml Sahne
4 Stängel Petersilie
1–2 TL Speisestärke

Den Reis wie auf der Packung angegeben zubereiten.

Die Zwiebel schälen und fein würfeln. Die Champignons putzen und in Scheiben schneiden.

In einer beschichteten Pfanne das Öl erhitzen und das Fleisch darin portionsweise anbraten. Mit Salz sowie Pfeffer würzen, anschließend herausnehmen und warm halten. Die Zwiebelwürfel und Champignons in der Pfanne andünsten, dann Weißwein, Fleischbrühe und Sahne zugießen. Das Fleisch wieder zugeben und zugedeckt bei geringer Hitze ca. 10 Minuten garen.

Die Petersilie waschen, trocken schütteln, die Blätter abzupfen und hacken. Das Geschnetzelte mit in Wasser angerührter Speisestärke binden, abschmecken, mit der Petersilie bestreuen und zusammen mit dem Reis auf Tellern anrichten.

Servier-Tipp

Servieren Sie dazu den Möhren-Apfel-Salat von S. 48.

Der **Fett**weg!-Tipp

In einer beschichteten Pfanne können Sie besonders fettarm braten. Die Beschichtung sorgt dafür, dass Fleisch & Co. nicht so schnell anbrennen und Sie je nach Zutaten mit 1–2 EL Öl auskommen.

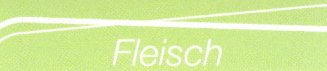
Nährwertangaben pro Portion
Energiedichte 0,7 kcal/g
294 kcal
10 g Fett
39 g Eiweiß
11 g Kohlenhydrate

Gyros mit Zaziki

Für 4 Portionen

Zubereitungszeit: 30 Minuten

Gyros

3 Zwiebeln
4 Zweige Thymian
4 Zweige Oregano
1 Zweig Rosmarin
1 grüne Paprikaschote
1 rote Paprikaschote
500 g Schweinegeschnetzeltes
3 EL Olivenöl
½ TL gemahlener Kümmel
2 TL edelsüßes Paprikapulver
Salz, Pfeffer

Zaziki

100 g Salatgurke
2 Knoblauchzehen
250 g Magerquark
150 g Naturjoghurt (1,5 % Fett)
Salz, Pfeffer
1 EL Zitronensaft

Die Zwiebeln schälen, halbieren und in Scheiben schneiden. Die Kräuter waschen, trocken schütteln, die Blätter bzw. Nadeln abzupfen und fein hacken. Die Paprikaschoten waschen, Kerne sowie weiße Innenhäute entfernen und in Streifen schneiden. Das Schweinegeschnetzelte mit Öl, Kräutern und Kümmel gut vermischen und in einer beschichteten Pfanne braten. Die Paprikastreifen zugeben und mitdünsten. Das Ganze mit Paprikapulver, Salz und Pfeffer abschmecken.

Für das Zaziki die Salatgurke schälen, längs halbieren und mit einem Löffel die Kerne entfernen. Die Gurkenhälften grob raspeln. Den Knoblauch schälen und in feine Würfel schneiden. Quark und Joghurt miteinander verrühren, die Gurkenraspel sowie Knoblauchwürfel unterrühren. Anschließend mit Salz, Pfeffer und Zitronensaft abschmecken. Bis zum Servieren kalt stellen.

Das Gyros zusammen mit dem Zaziki anrichten.

Servier-Tipp

Servieren Sie dazu den Bauern-Salat von Seite 45 sowie Reis.

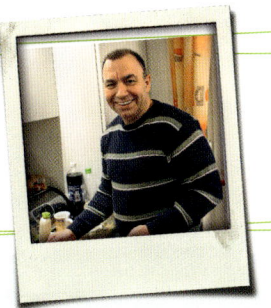

Rainer:
„Ich gehe gerne griechisch essen, leider ist das Essen oft sehr fettig. Diese Variante schmeckt so gut wie im Lokal, und ich weiß ganz genau, dass ich damit trotzdem abnehmen kann. Zusammen mit dem Bauern-Salat ist das eine prima Mahlzeit."

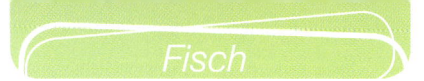

Nährwertangaben pro Portion
Energiedichte 0,8 kcal/g
315 kcal
11 g Fett
25 g Eiweiß
28 g Kohlenhydrate

Viktoriabarsch
in Pergament auf Kartoffelpüree

Für 4 Portionen

Zubereitungszeit: 45 Minuten

450 g mehligkochende Kartoffeln
Salz
100 ml Milch (1,5 % Fett)
Pfeffer
Muskatnuss
400 g Viktoriabarschfilet
6 EL Zitronensaft
2 Fenchelknollen
150 g Kirschtomaten
1 Bund Schnittlauch
4 Stängel Petersilie
1 TL Honig
2 TL Tomatenmark
4 TL Olivenöl

Kartoffeln schälen, waschen, würfeln und in Salzwasser gar kochen. Die Milch erwärmen. Kartoffeln abschütten, etwas ausdampfen lassen und durch eine Kartoffelpresse drücken bzw. zu einem Püree stampfen. Milch zugießen, mit einem Schneebesen aufschlagen und mit Salz, Pfeffer und Muskatnuss würzen.

Den Backofen auf 160 °C Ober- und Unterhitze (140 °C Umluft) vorheizen.

Den Fisch waschen, trocken tupfen und in vier gleich große Stücke schneiden. Mit 4 EL Zitronensaft beträufeln, mit Salz und Pfeffer würzen. Den Fenchel putzen, waschen und in dünne Scheiben hobeln. Die Tomaten waschen und vierteln. Schnittlauch und Petersilie waschen und trocken schütteln. Von der Petersilie die Blätter abzupfen und hacken. Den Schnittlauch in feine Röllchen schneiden. Honig, den restlichen Zitronensaft und das Tomatenmark miteinander verrühren. Das Gemüse dazugeben und unterrühren.

Für vier Päckchen jeweils 2 Bögen Butterbrotpapier aufeinanderlegen und auf der Oberseite mit dem Öl einstreichen. Tomaten und Fenchel gleichmäßig darauf verteilen, mit den Kräutern bestreuen, mit etwas angerührtem Tomatenmark beträufeln und den Fisch darauflegen. Das Papier zu Päckchen verschließen, mit Küchengarn binden und auf einem Backblech im vorgeheizten Backofen ca. 20 Minuten garen. Zusammen mit dem Kartoffelpüree anrichten.

Variante

Nach Belieben können Sie dem Kartoffelpüree eine andere geschmackliche Note geben. Gut schmeckt es z.B. mit einigen frischen Kräutern, Sellerie und Apfel, Meerrettich, Kürbis oder Pastinake.

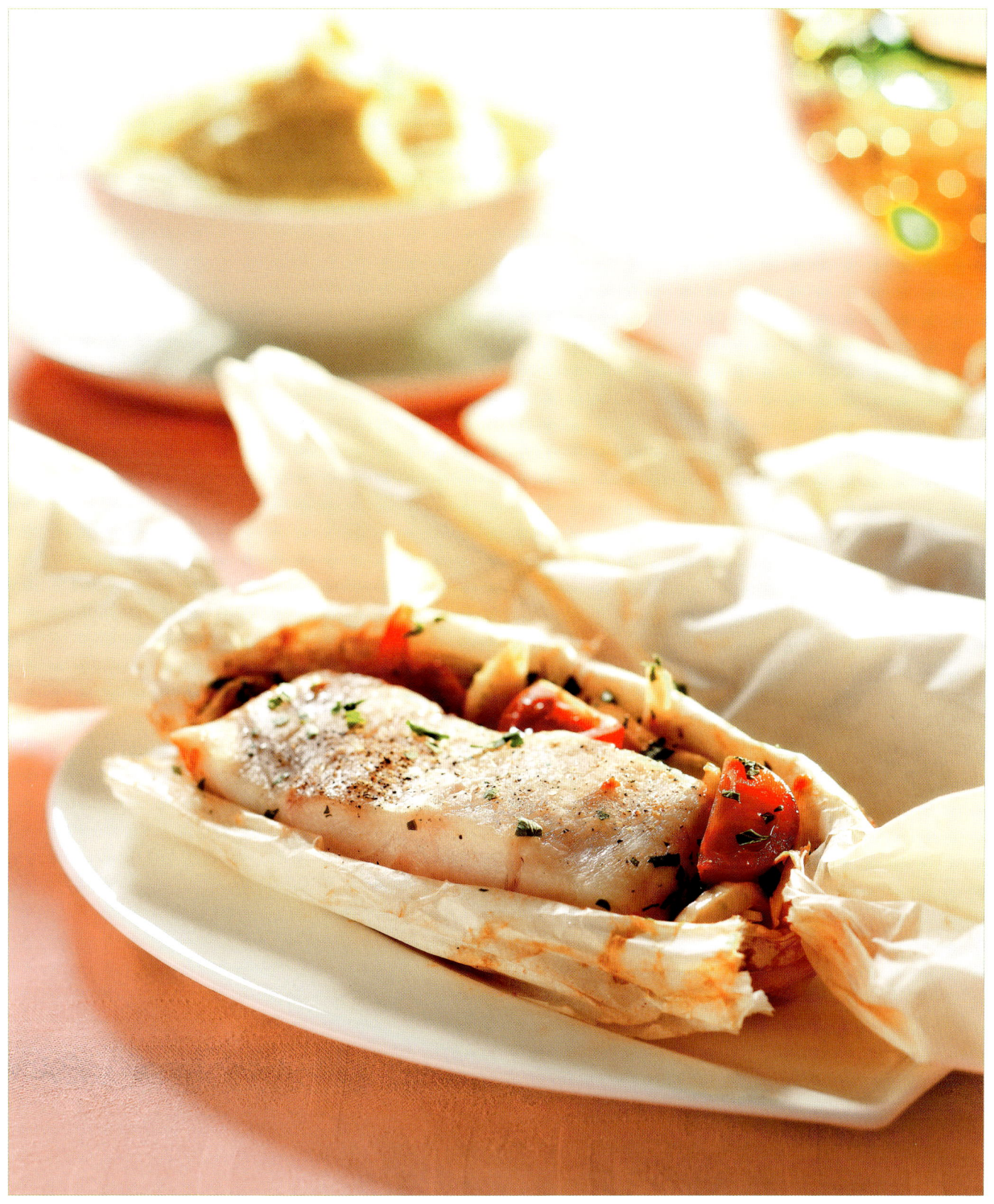

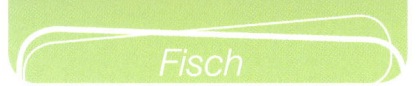

Nährwertangaben pro Portion
Energiedichte 0,8 kcal/g
408 kcal
12 g Fett
44 g Eiweiß
25 g Kohlenhydrate

Bunte Fischpfanne

Für 4 Portionen

Zubereitungszeit: 40 Minuten

450 g festkochende Kartoffeln
200 g Möhren
2 Stangen Staudensellerie
1 gelbe Paprikaschote
1 rote Paprikaschote
1 Zwiebel
2 EL Sonnenblumenöl
100 ml Fischfond
100 ml trockener Weißwein
100 g Crème légère (15 % Fett)
1 Msp. Safranpulver
750 g gemischtes Fischfilet
(z.B. Seelachs, Kabeljau)
Salz, Pfeffer
100 g Garnelen (geschält und
tiefgefroren)
1 Bund Kerbel

Die Kartoffeln schälen, waschen und in Würfel schneiden. Die Möhren putzen, schälen und in dünne Scheiben schneiden oder hobeln. Staudensellerie putzen, waschen und in Scheiben schneiden. Paprikaschoten waschen, Kerne sowie weiße Innenhäute entfernen und in Streifen schneiden. Zwiebel schälen und fein würfeln.

Das Öl in einer großen beschichteten Pfanne erhitzen und das Gemüse darin ca. 5 Minuten anschwitzen. Mit Fischfond sowie Weißwein aufgießen und Crème légère sowie das Safranpulver zugeben. Zugedeckt bei geringer Hitze ca. 5 Minuten bissfest garen.

Den Fisch waschen, trocken tupfen, in mundgerechte Stücke schneiden, salzen und pfeffern. Die aufgetauten Garnelen waschen, trocken tupfen und den eventuell noch vorhandenen Darm entfernen. Zusammen mit dem Fisch vorsichtig unter die Kartoffel-Gemüse-Pfanne heben. Zugedeckt ca. 10 Minuten gar ziehen lassen.

Den Kerbel waschen, trocken schütteln, die Blätter abzupfen, fein hacken und unterrühren. Alles mit Salz und Pfeffer abschmecken.

Der **Fett**weg!-Tipp

Bewegung macht in der Gruppe am meisten Spaß. Unternehmen Sie mit Freunden und Familie regelmäßig Ausflüge ins Schwimmbad, machen Radtouren oder ausgedehnte Spaziergänge.

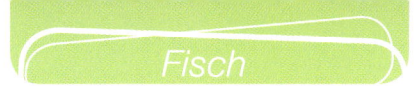

Nährwertangaben pro Portion
Energiedichte 1,0 kcal/g
379 kcal
4 g Fett
25 g Eiweiß
58 g Kohlenhydrate

Rotbarschfilet
in fruchtiger Tomatensauce

Für 3 Portionen

Zubereitungszeit: 30 Minuten

200 g Naturreis
2 Zweige Rosmarin
4 Zweige Thymian
300 g Rotbarschfilet
Salz, Pfeffer
1 Orange
250 ml passierte Tomaten
15 Kirschtomaten
2 Stängel Basilikum

Den Reis wie auf der Packung angegeben zubereiten. Rosmarin und Thymian waschen, trocken schütteln, Nadeln bzw. Blätter abzupfen und fein hacken. Die Kräuter unter den fertigen Reis mischen.

Die Rotbarschfilets waschen, trocken tupfen, mit Salz sowie Pfeffer würzen und in Stücke schneiden. Die Orange auspressen und den Saft zusammen mit den passierten Tomaten in einem Topf aufkochen.

Die Kirschtomaten waschen, vierteln und mit dem Fisch in den Topf geben. Bei geringer Hitze ca. 5 Minuten gar ziehen lassen. Vor dem Servieren nochmals abschmecken. Basilikum waschen, trocken schütteln, Blätter abzupfen und fein hacken. Den Fisch damit bestreuen und zusammen mit dem Kräuterreis anrichten.

Info

Statt auf frische, können Sie auch auf tiefgefrorene Kräuter zurückgreifen, die ebenfalls sehr aromatisch schmecken.

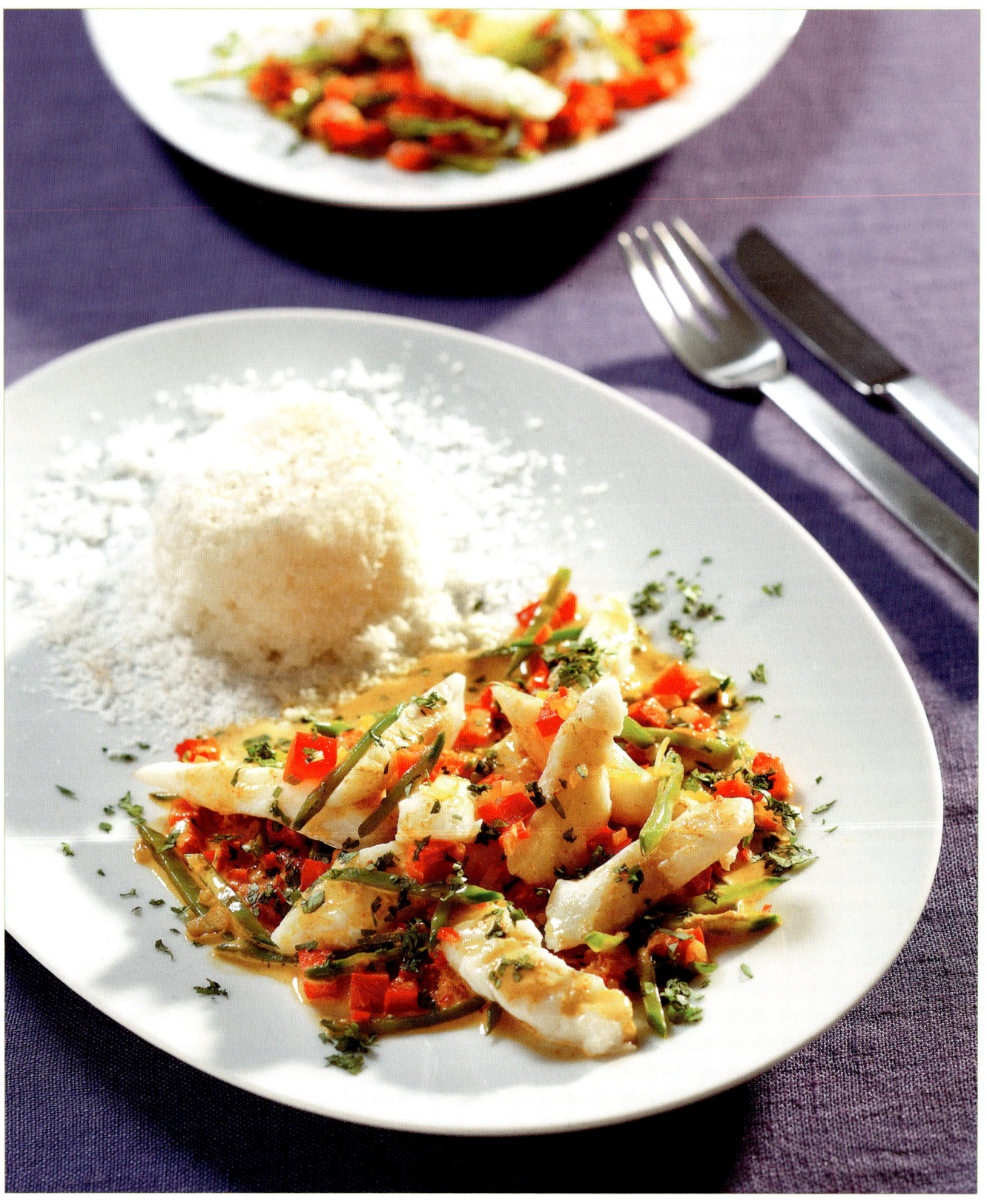

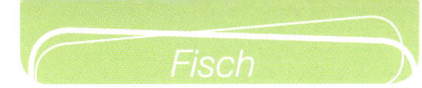

Nährwertangaben pro Portion
Energiedichte 1,1 kcal/g
452 kcal
12 g Fett
25 g Eiweiß
60 g Kohlenhydrate

Fischcurry
mit Kokosreis

Für 4 Portionen

Zubereitungszeit: 30 Minuten

250 g Basmatireis
2 EL Kokosraspel
350 g Kabeljaufilet
1 Zwiebel
1 Knoblauchzehe
1 rote Chilischote
1 rote Paprikaschote
150 g Zuckerschoten
½ Limette
5 Stängel Koriander
1 EL Sonnenblumenöl
300 ml Gemüsebrühe
200 ml Buttermilch
1 EL gelbe Currypaste
Salz, Pfeffer
Speisestärke, nach Belieben

Den Basmatireis wie auf der Packung angegeben zubereiten. Eventuell noch vorhandenes Wasser abschütten, die Kokosraspel unterheben und warm halten.

Die Kabeljaufilets waschen, trocken tupfen und in 1 cm dicke Streifen schneiden. Die Zwiebel und die Knoblauchzehe schälen und in kleine Würfel schneiden. Chili- und Paprikaschote waschen, Kerne sowie weiße Innenhäute entfernen und würfeln. Die Zuckerschoten putzen, waschen und schräg in dünne Streifen schneiden. Die Limettenhälfte auspressen. Den Koriander waschen, trocken schütteln, Blättchen von den Stielen zupfen und fein hacken.

Das Öl in einer beschichteten Pfanne erhitzen. Das Gemüse sowie Zwiebel und Knoblauch ca. 5 Minuten darin anschwitzen. Gemüsebrühe und Buttermilch zugießen, die Currypaste einrühren und kurz aufkochen. Den Kabeljau zugeben und bei geringer Hitze ca. 3 Minuten ziehen lassen, bis der Fisch gar ist. Nach Belieben mit in Wasser angerührter Speisestärke abbinden. Alles mit Koriander, Limettensaft, Salz sowie Pfeffer abschmecken und zusammen mit dem Kokosreis anrichten.

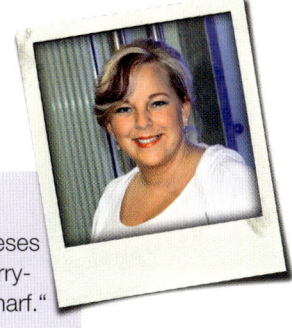

Stevani:
„Mein Mann und ich essen gerne Fisch. Dieses Curry ist durch die Buttermilch und die Currypaste wunderbar leicht und angenehm scharf."

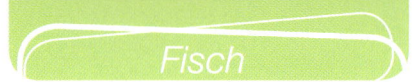
Nährwertangaben pro Portion
Energiedichte 0,8 kcal/g
386 kcal
18 g Fett
32 g Eiweiß
24 g Kohlenhydrate

Fischfilet

mit Pestokruste und Möhren

Für 4 Portionen

Zubereitungszeit: 15 Minuten
plus 25 Minuten Backzeit

1 kg Möhren
1 EL Rapsöl
Salz, Pfeffer
1 Prise Zucker
4 EL Wasser
4 Fischfilets
(à ca. 150 g, z.B. Kabeljau)
2 EL Zitronensaft
3 Scheiben Vollkorntoastbrot
3 EL grünes Pesto
125 ml Sahne

Möhren putzen, schälen und in dünne Scheiben hobeln oder schneiden. Anschließend das Öl in einem Topf erhitzen und die Möhrenscheiben darin ca. 2 Minuten anschwitzen und mit Salz, Pfeffer sowie Zucker würzen. Das Wasser zugeben und zugedeckt bei geringer Hitze ca. 5 Minuten dünsten.

Den Backofen auf 200 °C Ober- und Unterhitze (180 °C Umluft) vorheizen.

Die Fischfilets waschen und trocken tupfen, anschließend mit Zitronensaft beträufeln sowie mit Salz und Pfeffer würzen. Das Toastbrot fein zerbröseln.

Die Möhren in eine Auflaufform geben und die Filets darauflegen. Das Pesto auf dem Fisch verteilen und mit den Toastbröseln bestreuen. Die Sahne darüber gießen und im vorgeheizten Backofen ca. 25 Minuten backen.

Servieren Sie dazu Reis oder Kartoffeln.

Der **Fett**weg**!**-Tipp

Pesto ist sehr fettreich. Eine fettarme Variante können Sie gut selbst herstellen: 125 ml Milch (1,5 % Fett), 100 g Naturjoghurt (1,5 % Fett), 30 g geriebenen Parmesan, 2 Knoblauchzehen, 40 g Basilikum, 40 g Petersilie, 30 g Pinienkerne sowie Salz vermengen und zu einem glatten Pesto pürieren.

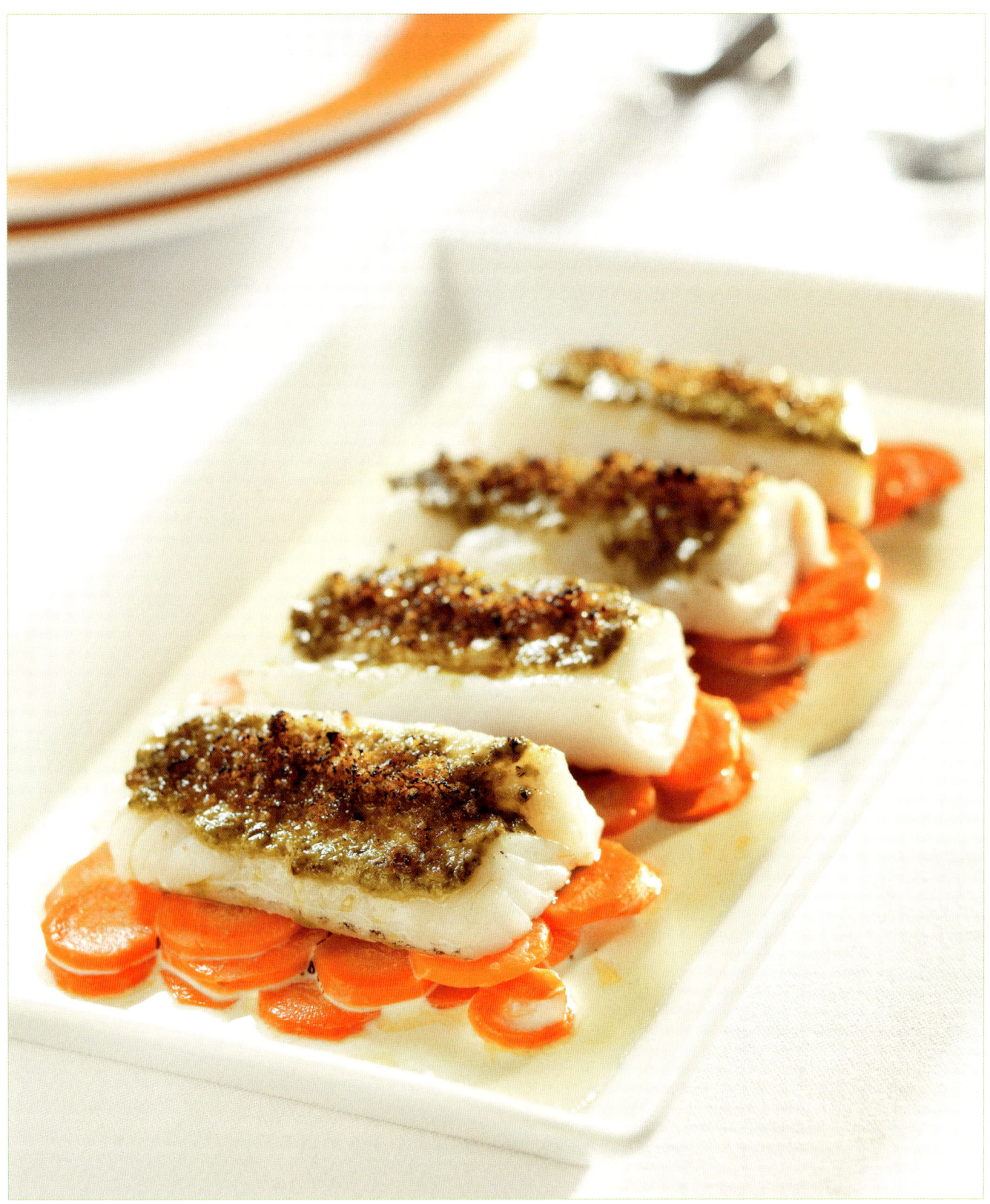

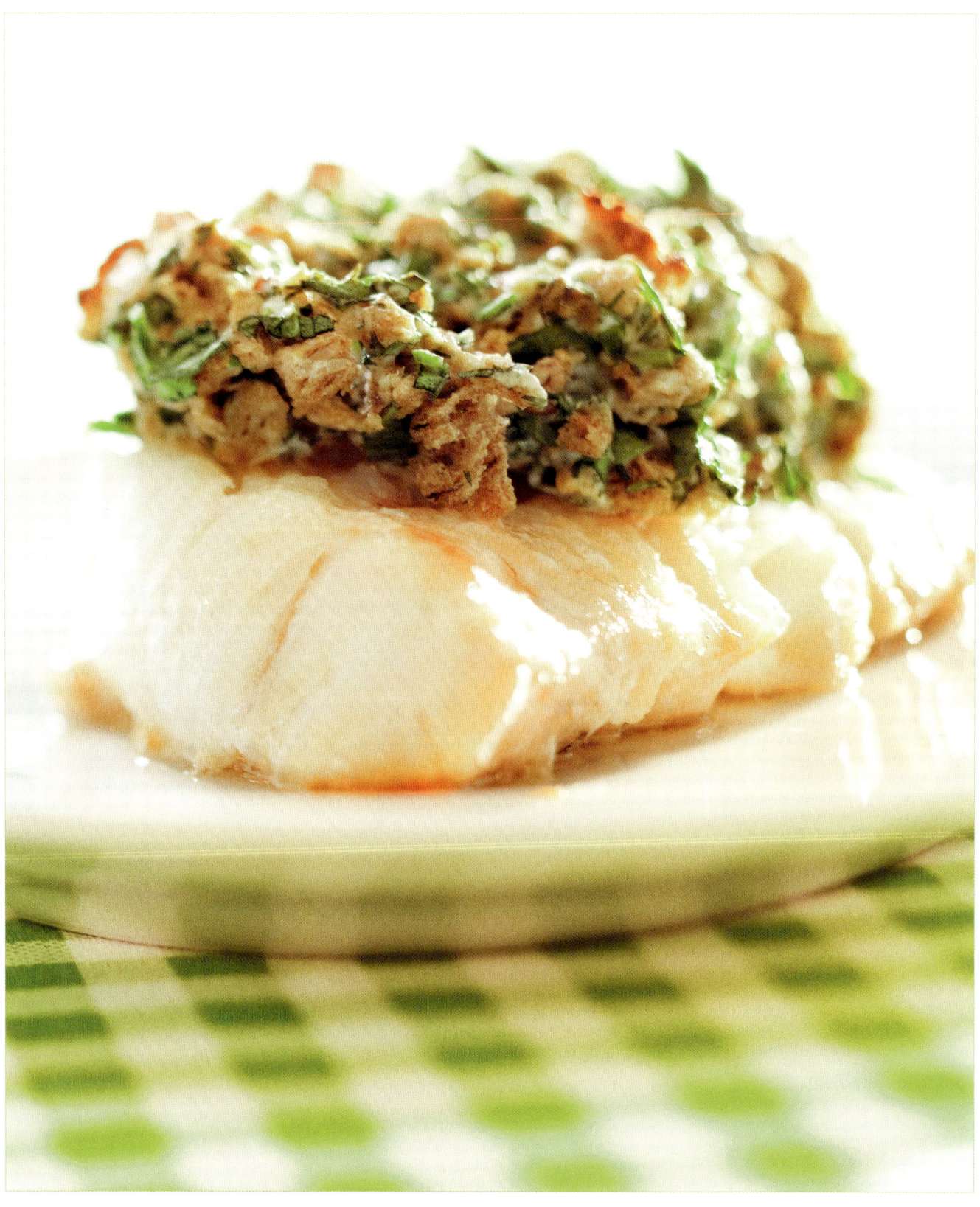

Nährwertangaben pro Portion
Energiedichte 0,7 kcal/g
292 kcal
7 g Fett
34 g Eiweiß
22 g Kohlenhydrate

Fisch
mit Limetten-Rucola-Kruste

Für 4 Portionen

Zubereitungszeit: 30 Minuten

4 Fischfilets (à ca. 150 g,
z. B. Kabeljau, Tilapia)
Salz, Pfeffer
2 unbehandelte Limetten
1 rote Chilischote
4 Scheiben Vollkorntoast
50 g Rucola
3 Stängel Dill
100 g Frischkäse (fettreduziert)
2 EL Sonnenblumenöl
8 große Tomaten
1 Zwiebel
1 EL Olivenöl
1 EL Balsamico-Essig

Den Backofen auf 200 °C Oberhitze vorheizen. Die Fischfilets waschen, trocken tupfen, salzen und pfeffern.

Die Limetten heiß abwaschen, trocken reiben und die Schale abreiben. Den Saft auspressen. Die Chilischote waschen, Kerne sowie weiße Innenhäute entfernen und fein würfeln. Das Toastbrot entrinden und sehr fein zerbröseln. Rucola und Dill waschen, trocken schütteln, vom Dill die Spitzen abzupfen und beides zusammen fein hacken. Alle Zutaten mit dem Frischkäse mischen und mit Salz sowie Pfeffer würzen.

Das Sonnenblumenöl in einer beschichteten Pfanne erhitzen. Den Fisch darin von beiden Seiten knusprig anbraten, anschließend in eine Auflaufform legen. Die Kruste darauf verteilen und im vorgeheizten Backofen ca. 10 Minuten überbacken.

Für den Tomatensalat die Tomaten waschen, Strunk entfernen und in Spalten schneiden. Die Zwiebel schälen und in feine Würfel schneiden. Olivenöl und Balsamico-Essig miteinander mischen, mit Salz und Pfeffer abschmecken und die Tomaten damit vermengen.

Den Salat zum Fisch servieren.

Der **Fett**weg**!**-Tipp

Damit Sie Ihre Ernährung dauerhaft umstellen können, beziehen Sie Freunde und Familie mit ein und erklären, warum Sie jetzt anders kochen oder auf das Stück Kuchen am Nachmittag verzichten. Nur so können sie Sie bei Ihrem Vorhaben unterstützen.

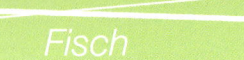

Nährwertangaben pro Portion
Energiedichte 1,1 kcal/g
285 kcal
7 g Fett
37 g Eiweiß
18 g Kohlenhydrate

Fischfrikadellen
aus dem Ofen

Für 4 Portionen

Zubereitungszeit: 15 Minuten
plus 25 Minuten Backzeit

700 g Fischfilet
(z. B. Seelachs, Seehecht)
100 g Frühlingszwiebeln
80 g Semmelbrösel
125 g saure Sahne
1 Ei
½ TL Zitronenabrieb
Salz, Pfeffer
1 EL Zitronensaft

Den Backofen auf 180° Ober- und Unterhitze (160 °C Umluft) vorheizen.

Die Fischfilets waschen, trocken tupfen und in einer Küchenmaschine oder mit einem Messer fein hacken. Die Frühlingszwiebeln putzen, waschen und fein hacken.

Die Semmelbrösel mit der sauren Sahne verrühren und sofort mit dem Fisch, den Frühlingszwiebeln, Ei und Zitronenabrieb gut vermischen. Alles mit Salz, Pfeffer und Zitronensaft abschmecken.

Aus der Masse 8 kleine Frikadellen formen, diese auf ein mit Backpapier ausgelegtes Backblech legen und im vorgeheizten Backofen ca. 25 Minuten backen.

Dazu passt eine Portion des Kartoffel-Stampfs mit Möhren von S. 83 ganz hervorragend.

Variante

Für eine asiatische Note geben Sie gehackte Chilischote und Ingwer mit in die Frikadellenmasse.

Nährwertangaben pro Portion
Energiedichte 1,0 kcal/g
419 kcal
15 g Fett
30 g Eiweiß
29 g Kohlenhydrate

Kabeljau
im Senf-Ei-Mantel

Für 4 Portionen

Zubereitungszeit: 40 Minuten

350 g festkochende Kartoffeln
400 g Möhren
300 ml Gemüsebrühe
1 Zwiebel
3 EL Sonnenblumenöl
125 ml Marsala
Salz, Pfeffer
500 g Kabeljaufilet
3 EL Zitronensaft
2 TL Senf
2 Eier
3 EL Milch (1,5 % Fett)
2–3 EL Mehl
Mehl zum Wenden

Kartoffeln und Möhren schälen, waschen und in Würfel schneiden. In einem Topf in der Gemüsebrühe bissfest garen und dann abgießen.

Die Zwiebel schälen und würfeln. 1 EL Öl in einer beschichteten Pfanne heiß werden lassen, die Zwiebel kurz anschwitzen, dann Möhren- und Kartoffelwürfel zugeben und mit Marsala ablöschen. Anschließend mit Salz und Pfeffer abschmecken und warm halten.

Die Fischfilets waschen, trocken tupfen, mit Zitronensaft beträufeln, dann salzen, pfeffern und beiseitestellen.

Den Senf mit den Eiern, Milch, Mehl, Salz und Pfeffer im Mixer oder in einer Rührschüssel mit dem Schneebesen zu einem glatten Teig verrühren und ca. 10 Minuten quellen lassen.

Das restliche Öl in der Pfanne erhitzen. Die Fischfilets in Mehl wenden, dann durch den Teig ziehen und im heißen Öl von beiden Seiten knusprig braten. Abschließend zusammen mit dem Kartoffel-Möhren-Gemüse auf Tellern anrichten.

Der **Fett**weg**!**-Tipp

Kabeljau gehört zu den fettarmen Fischen. Dazu zählen u. a. auch Flunder, Flussbarsch, Hecht, Schellfisch, Seelachs und Zander.

Nährwertangaben pro Portion
Energiedichte 1,4 kcal/g
568 kcal
15 g Fett
31 g Eiweiß
76 g Kohlenhydrate

Pasta mit Lachs
und Blattspinat

Für 2 Portionen

Zubereitungszeit: 35 Minuten

250 g tiefgefrorener Blattspinat
200 g Penne
125 g Lachsfilet
1 Zwiebel
1 Knoblauchzehe
1 EL Sonnenblumenöl
100 ml Milch (1,5 % Fett)
1 EL Frischkäse (fettreduziert)
Salz, Pfeffer
Speisestärke, nach Belieben

Den Spinat auftauen. Die Penne wie auf der Packung angegeben zubereiten.

Das Lachsfilet waschen, trocken tupfen und in ca. 1,5 cm große Würfel schneiden. Die Zwiebel schälen und in Würfel schneiden. Den Knoblauch ebenfalls schälen und fein hacken.

Das Öl in einer beschichteten Pfanne erhitzen, die Lachswürfel darin anbraten und herausnehmen. Zwiebel und Knoblauch zugeben und anschwitzen, anschließend den Blattspinat zugeben und mit anschwitzen. Milch und Frischkäse einrühren und mit Salz und Pfeffer abschmecken. Nach Belieben die Sauce mit in Wasser angerührter Speisestärke binden.

Die Pasta abgießen und zusammen mit dem Lachs unter die Sauce heben. Alles noch einmal heiß werden lassen und mit Salz und Pfeffer abschmecken.

Servier-Tipp

Zu diesem Gericht schmeckt ein bunter Salat.

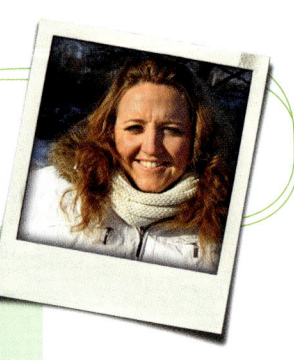

Sabine: „Nach einem langen stressigen Arbeitstag ist dieses Rezept genau das Richtige: Es geht schnell, und die Kombination von Lachs und Spinat schmeckt immer!"

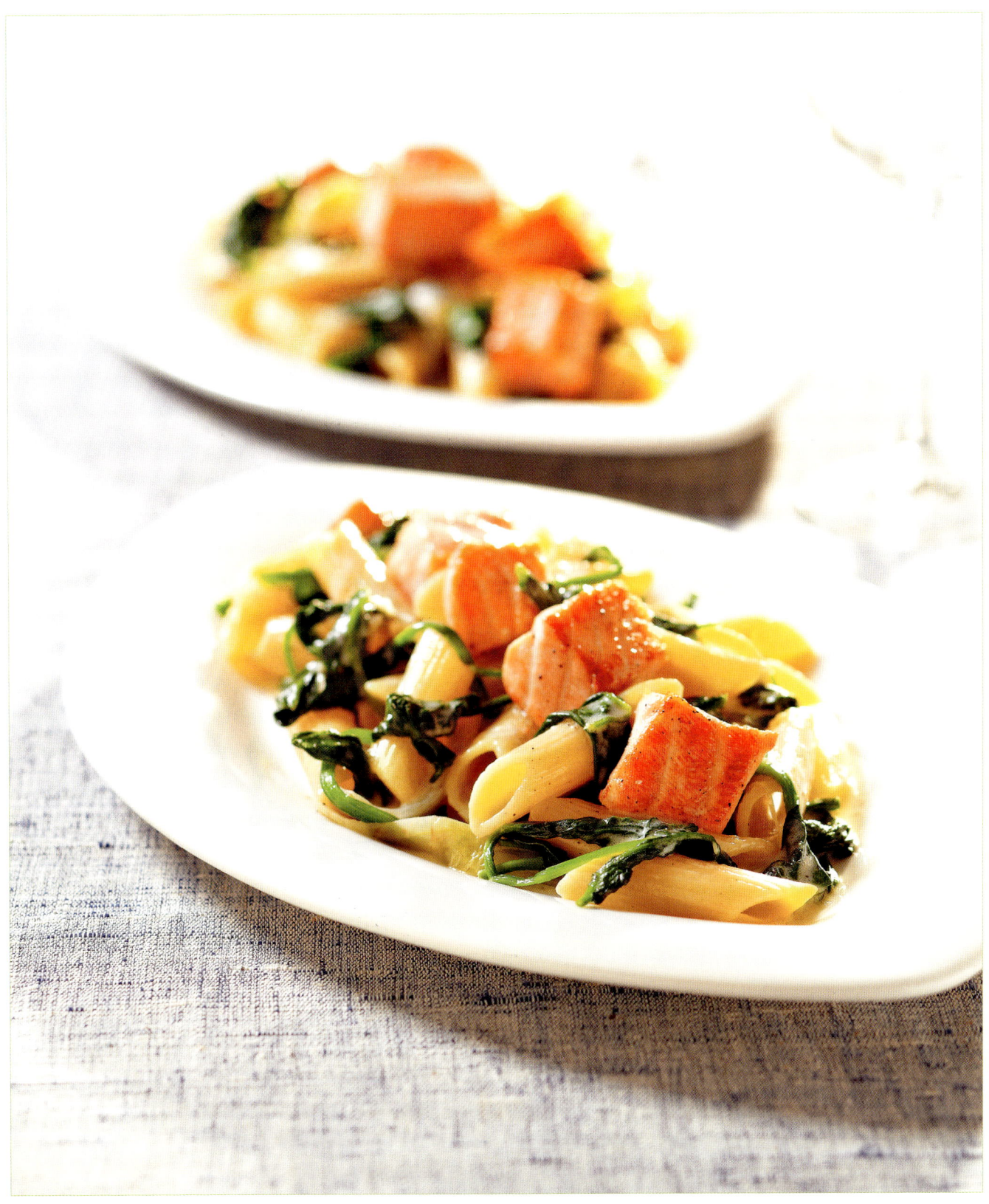

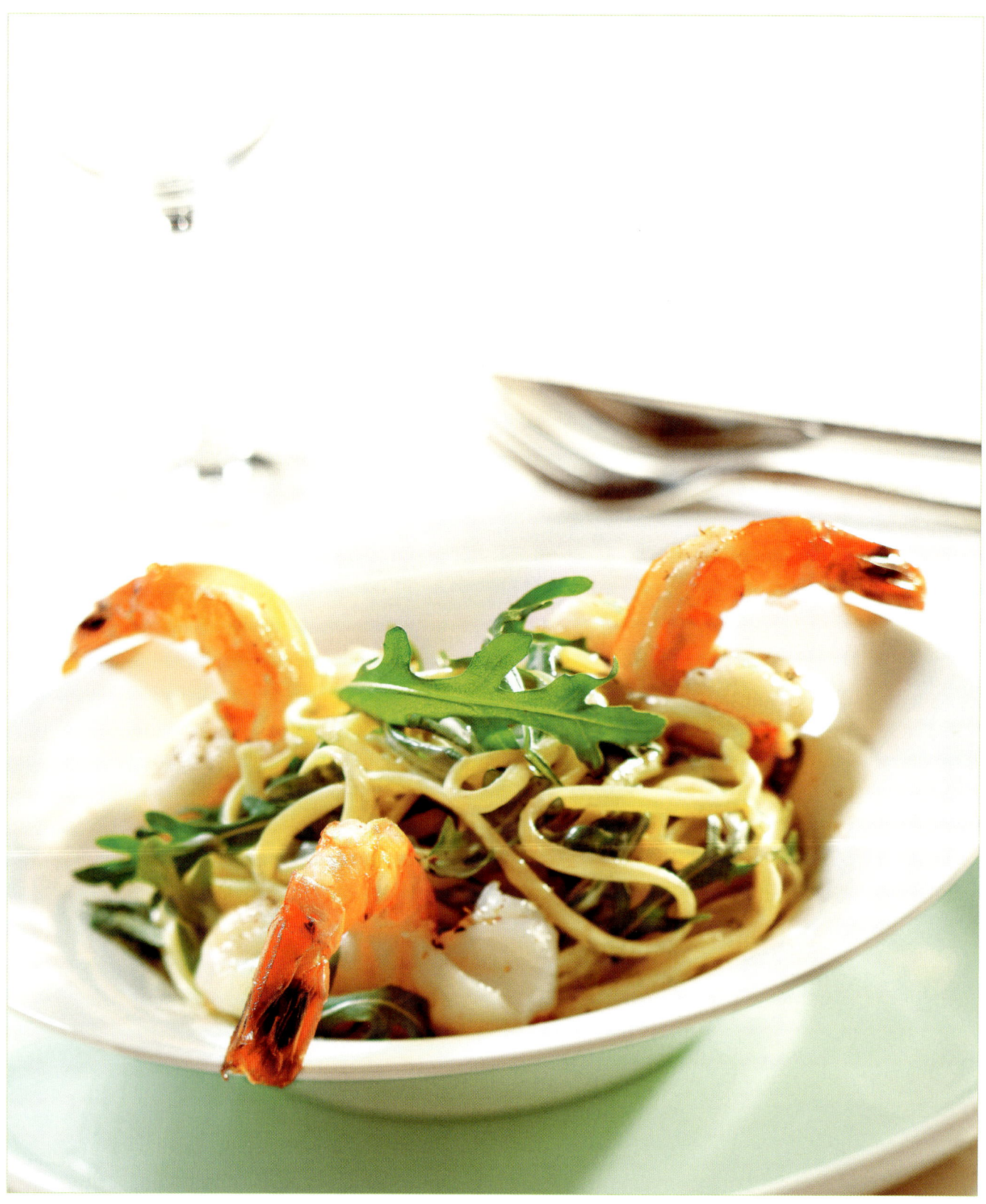

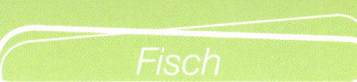

Nährwertangaben pro Portion
Energiedichte 1,4 kcal/g
566 kcal
14 g Fett
35 g Eiweiß
73 g Kohlenhydrate

Garnelen-Rucola-Pasta

Für 2 Portionen

Zubereitungszeit: 40 Minuten

150 g Garnelen
200 g Linguine
125 g Rucola
1 EL Sonnenblumenöl
Salz, Pfeffer
200 ml Gemüsebrühe
100 g Kräuterfrischkäse
(fettreduziert)

Die Garnelen schälen, am Rücken aufschneiden und den Darm entfernen, waschen und trocken tupfen. Die Linguine wie auf der Packung angegeben zubereiten. Rucola putzen, waschen, trocken schleudern und in mundgerechte Stücke zerpflücken.

Das Öl in einer beschichteten Pfanne erhitzen und die Garnelen darin anbraten. Dann mit Salz und Pfeffer würzen, herausnehmen und warm halten. Die Gemüsebrühe in die Pfanne gießen, den Frischkäse unterrühren. Die Linguine in die Sauce geben, alles gut mischen und heiß werden lassen. Kurz vor dem Servieren den Rucola unterheben. Mit den Garnelen zusammen anrichten.

Der **Fett**weg!-Tipp

Mit ein paar Kilos zu viel auf den Knochen sind folgende Sportarten besonders gut für Sie geeignet, da sie gelenkschonend sind: Radfahren, Gymnastik, Schwimmen, Aqua-Aerobic, Wandern, Walking, Tanzen, leichtes Kraft- und Kardiotraining.

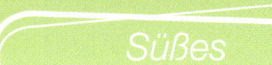
Nährwertangaben pro Portion
Energiedichte 1,7 kcal/g
302 kcal
7 g Fett
10 g Eiweiß
44 g Kohlenhydrate

Tiramisu

Für 4 Portionen

Zubereitungszeit: 30 Minuten
plus 2 Stunden Kühlzeit

½ Päckchen Vanillepuddingpulver
125 ml Milch (1,5 % Fett)
70 g Zucker
150 g Magerquark
2 EL Weinbrand
50 ml Sahne
12 Löffelbiskuits
1 Tasse kalter Espresso
etwas Kakaopulver

Den Vanillepudding wie auf der Packung angegeben mit 125 ml Milch und 20 g Zucker zubereiten. Anschließend beiseitestellen und direkt auf der Oberfläche mit Frischhaltefolie abdecken, damit sich beim Abkühlen keine Haut bildet.

Mit einem Handrührgerät den Quark mit dem restlichen Zucker und dem Weinbrand gut verrühren. Die Masse nach und nach unter den noch lauwarmen Pudding rühren. Die Sahne steif schlagen und ebenfalls unterrühren.

Die Löffelbiskuits von beiden Seiten mit dem Espresso beträufeln, in eine kleine Auflaufform legen und mit der Creme bedecken. Mit Kakaopulver bestreuen und vor dem Servieren ca. 2 Stunden kühl stellen.

Der **Fett**weg**!**-Tipp

Ab und an sollten Sie sich einen süßen Nachtisch gönnen. Greifen Sie dabei nicht ohne Weiteres auf Lightprodukte zurück. Denn die Bezeichnung „light" kann auch für weniger Zucker, Fett oder Koffein stehen. Viele Produkte sind deswegen nicht erheblich kalorienärmer als die normale Variante.

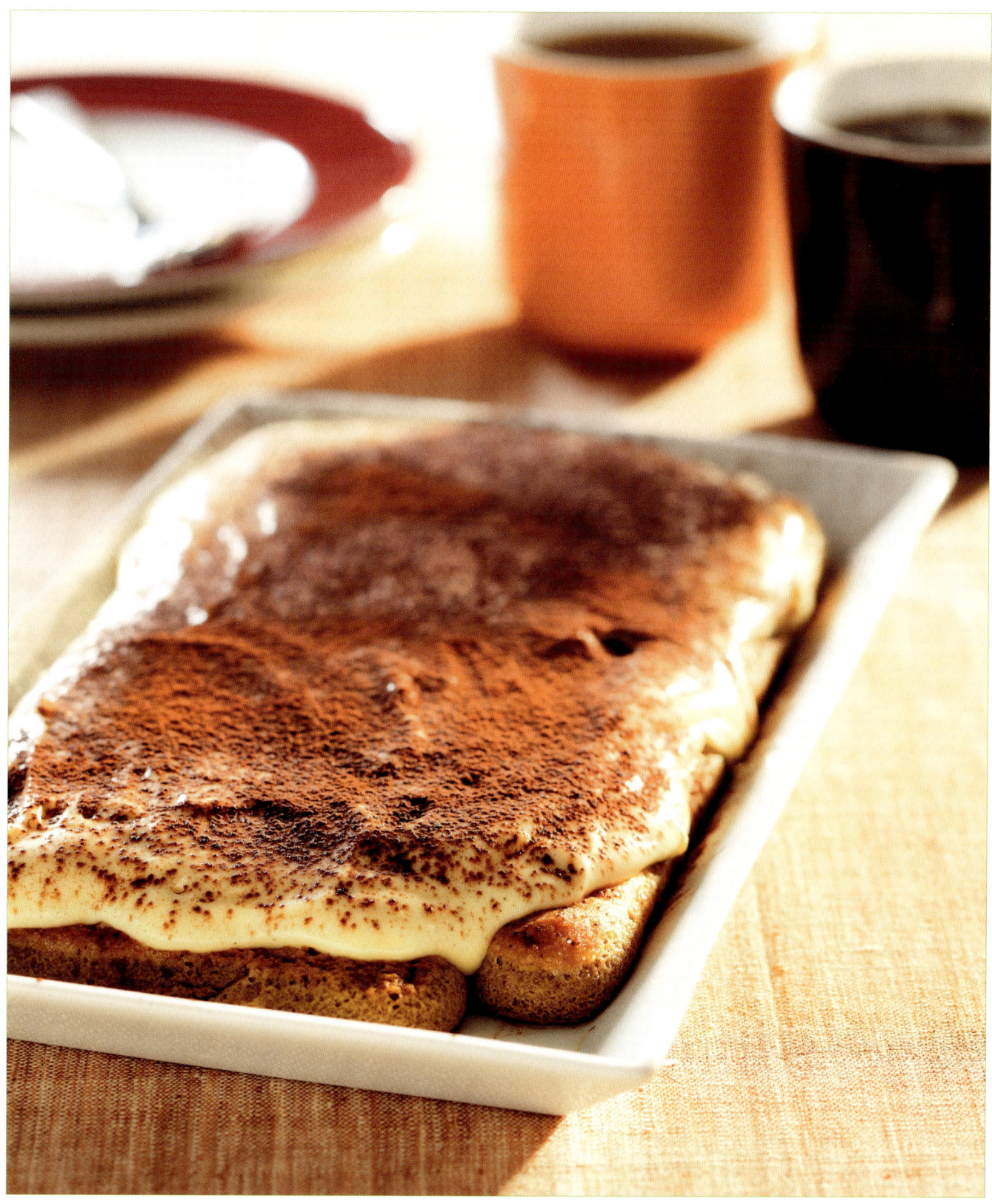

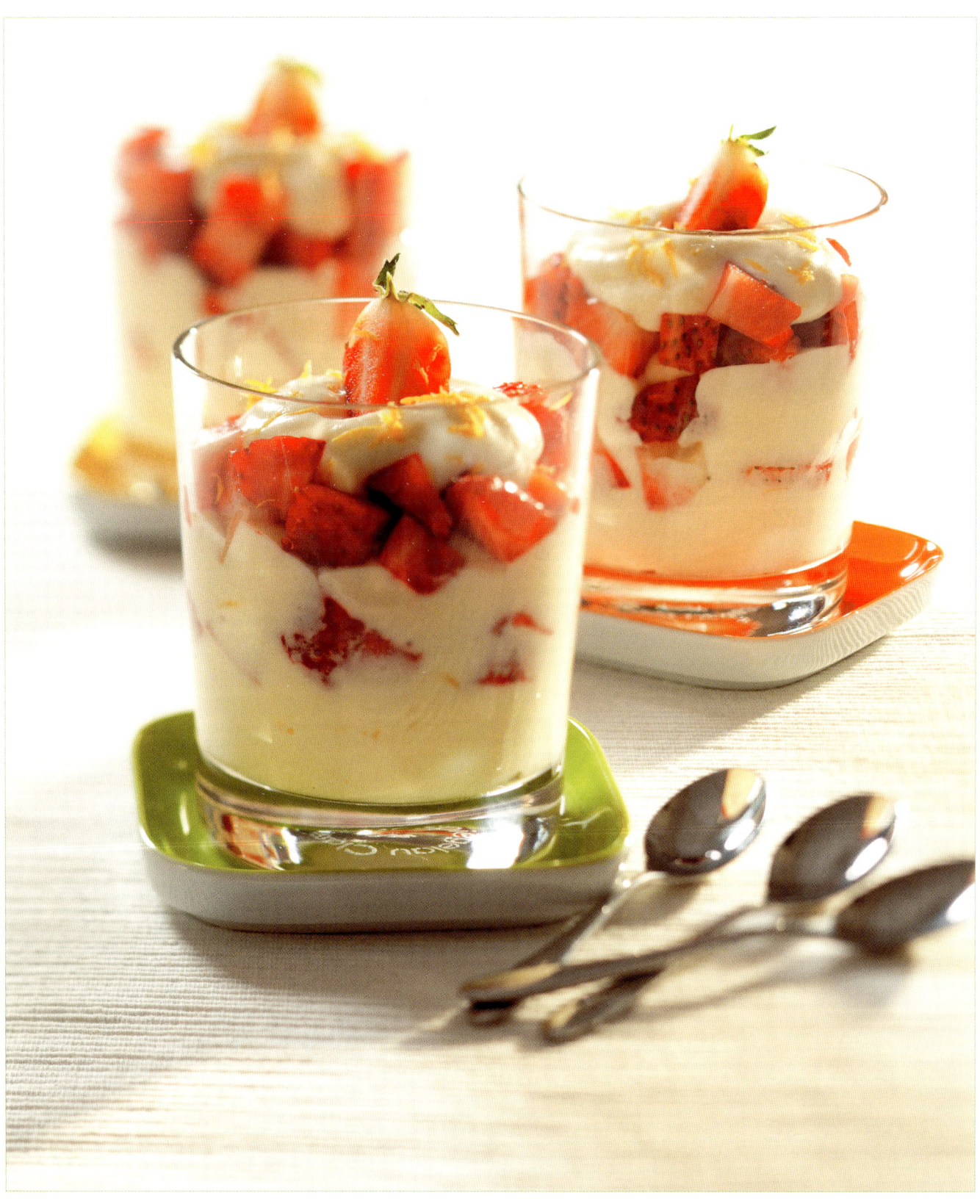

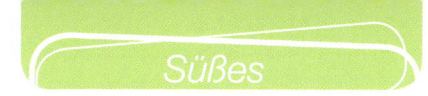

Nährwertangaben pro Portion
Energiedichte 1,5 kcal/g
352 kcal
17 g Fett
8 g Eiweiß
40 g Kohlenhydrate

Zitronenmousse
mit Erdbeeren

Für 6 Portionen

Zubereitungszeit: 35 Minuten
plus 6 Stunden Kühlzeit

4 Blatt Gelatine
2 unbehandelte Zitronen
40 g weiße Schokolade
200 ml Sahne
2 Eier
1 Päckchen Vanillezucker
50 g Puderzucker
300 g Zitronenjoghurt (3,5 % Fett)
500 g Erdbeeren
2 EL Honig

Die Gelatine in kaltem Wasser nach Packungsanweisung einweichen.

Eine Zitrone heiß abwaschen, trocken reiben und die Schale abreiben. Beide Zitronen auspressen und 6 EL Saft abmessen.

Die Schokolade mit 2 EL Sahne, Zitronensaft sowie -schale in einem Topf schmelzen lassen und die ausgedrückte Gelatine darin auflösen.

Die Eier trennen. Zunächst das Eiweiß dann die restliche Sahne steif schlagen. Die Eigelbe mit Vanillezucker und Puderzucker schaumig aufschlagen. Joghurt sowie die Schokoladen-Zitronen-Mischung unterrühren.

Die Erdbeeren vorsichtig waschen, putzen, würfeln und mit dem Honig beträufeln.

Sobald die Creme zu gelieren beginnt, zuerst die Sahne, dann den Eischnee unterheben. Die Masse abwechselnd mit den Erdbeeren in eine Schale oder in Gläser schichten und mindestens 6 Stunden im Kühlschrank kühlen.

Variante

Anstelle von Erdbeeren schmecken auch Himbeeren oder gemischte Beeren sehr gut.

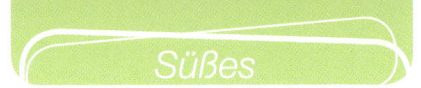

Nährwertangaben pro Portion
Energiedichte 1,8 kcal/g
168 kcal
11 g Fett
4 g Eiweiß
13 g Kohlenhydrate

Cappuccinocreme

Für 8 Portionen

Zubereitungszeit: 20 Minuten
plus 3 Stunden Kühlzeit

4 Blatt Gelatine
1 Vanilleschote
300 ml Milch (1,5 % Fett)
3 EL lösliches Espressopulver
3 Eigelb
75 g Zucker
200 ml Sahne
1 Päckchen Vanillezucker

Die Gelatine nach Packungsanweisung in kaltem Wasser einweichen. Die Vanilleschote der Länge nach halbieren und das Mark mit einem Messer herauskratzen.

In einem Topf das Vanillemark mit der Milch und dem Espressopulver zum Kochen bringen.

In einer Schüssel Eigelbe und Zucker miteinander verrühren. Die heiße Milch zugießen und die Masse über einem heißen Wasserbad cremig aufschlagen, bis sie leicht andickt. Die Gelatine ausdrücken und dazugeben. Die Masse so lange rühren, bis sich die Gelatine aufgelöst hat, und abkühlen lassen. Sobald die Masse etwas anzieht, die Sahne mit dem Vanillezucker steif schlagen und unter die erkaltete Masse heben. Diese in eine Auflaufform füllen, glatt streichen und für 3 Stunden kalt stellen.

Vor dem Servieren mit einem Esslöffel Nocken von der Creme abstechen und diese auf Desserttellern anrichten.

Servier-Tipp
Dazu schmeckt frisches Obst, z.B. Ananas, Birnen oder Kirschen.

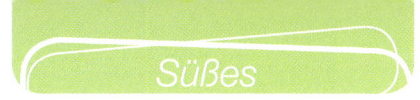

Nährwertangaben pro Portion
Energiedichte 1,0 kcal/g
222 kcal
4 g Fett
8 g Eiweiß
36 g Kohlenhydrate

Mousse au chocolat
mit gegrillten Früchten

Für 4 Portionen

Zubereitungszeit: 20 Minuten
plus 2 Stunden Kühlzeit

250 ml Milch (1,5 % Fett)
1 Päckchen Mousse au chocolat
fein-herb
1 Mango
1 Babyananas

Die Milch mit Mousse au chocolat-Pulver kurz verrühren, dann 3 Minuten mit einem Handrührgerät auf höchster Stufe aufschlagen. Die Masse mindestens 2 Stunden in den Kühlschrank stellen.

Die Mango waschen, schälen und das Fruchtfleisch erst in Spalten vom Kern abschneiden, dann fein würfeln. Die Ananas schälen und ebenfalls in Würfel schneiden. Das Obst in einer beschichteten Grill- oder Bratpfanne kurz grillen bzw. braten und zusammen mit der Mousse au chocolat in Dessertschälchen anrichten.

Variante

Anstelle der Mango können Sie eine Papaya verwenden. Sehr gut schmeckt die Mousse auch mit der Kirschgrütze von Seite 131.

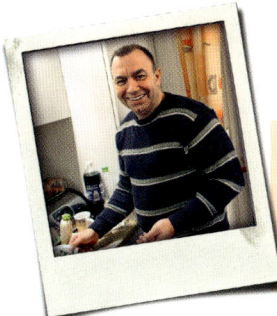

Rainer: „Ich weiß, ich sollte keine Schokolade essen, aber ab und an muss es einfach sein! Ich achte allerdings darauf, dass ich mehr Früchte als Mousse esse."

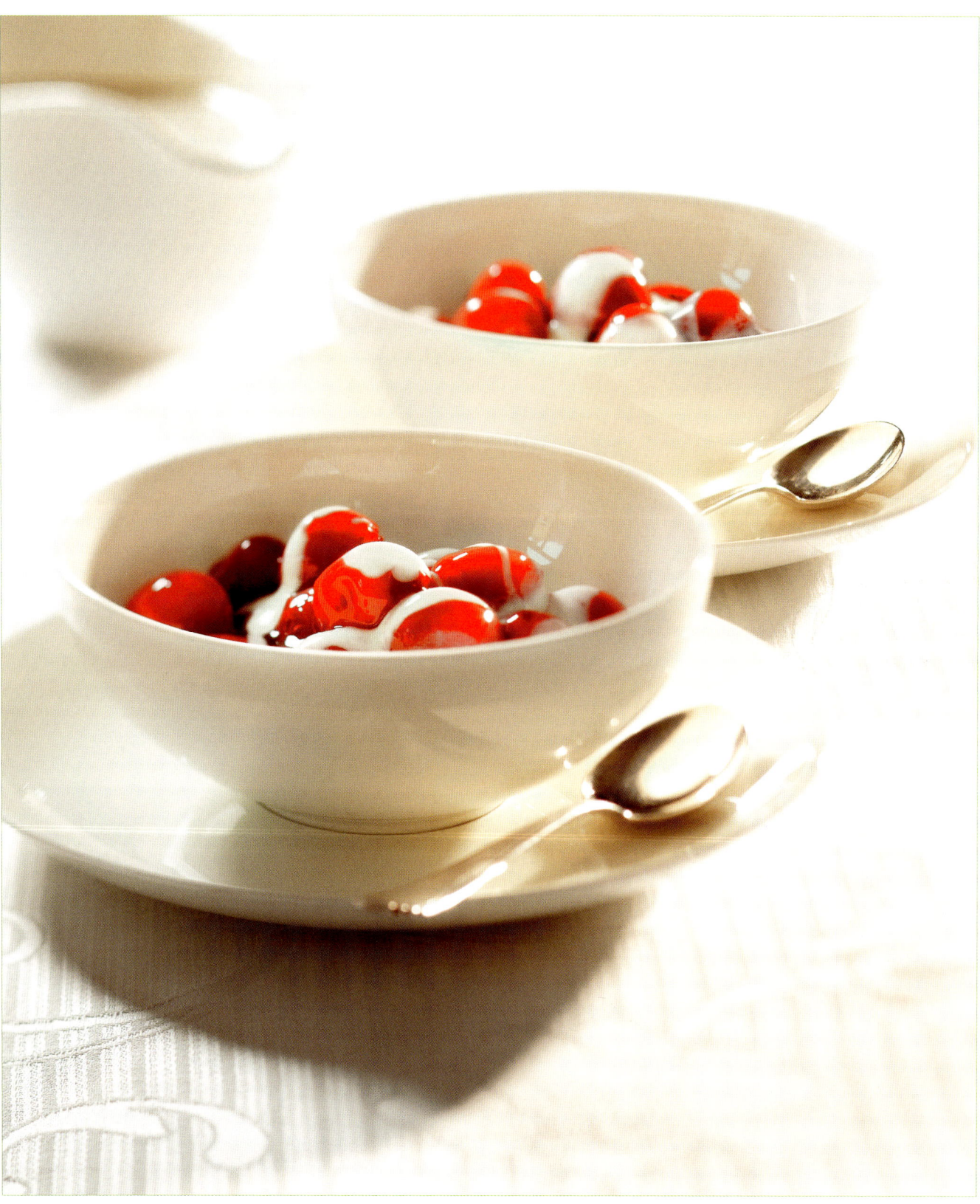

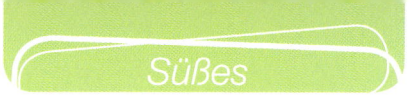

Nährwertangaben pro Portion
Energiedichte 0,9 kcal/g
289 kcal
2 g Fett
5 g Eiweiß
61 g Kohlenhydrate

Kirschgrütze
mit Vanillesauce

Für 4 Portionen

Zubereitungszeit: 20 Minuten
plus Kühlzeit

1 Glas Süß- oder Sauerkirschen
(720 g)
2 TL Speisestärke
30 g Zucker
1 Päckchen Vanillezucker
2 Becher Vanillejoghurt
(à 150 g, 3,5 % Fett)
3 EL Milch (1,5 % Fett)

Die Kirschen abtropfen lassen, dabei den Saft auffangen. Die Speisestärke mit etwas Kirschsaft anrühren, den restlichen Kirschsaft mit Zucker und Vanillezucker in einen Topf geben und aufkochen. Dann mit der angerührten Speisestärke binden. Anschließend sofort die Kirschen unterheben, die Grütze in eine Schüssel füllen und kalt werden lassen.

Für die Vanillesauce den Vanillejoghurt mit Milch verrühren und die Sauce zusammen mit der Kirschgrütze servieren.

Der **Fett**weg!-Tipp

Wenn Sie Süßes oder Chips essen, füllen Sie sich nur eine kleine Portion in ein Schälchen und stellen den Rest in den Schrank zurück. So kann es nicht passieren, dass plötzlich die ganze Tüte leer ist.

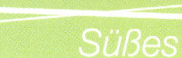

Nährwertangaben pro Portion
Energiedichte 1,4 kcal/g
114 kcal
5 g Fett
4 g Eiweiß
12 g Kohlenhydrate

Gratinierte Pfirsiche

Für 6 Stück

Zubereitungszeit: 25 Minuten

80 g Amarettini
1 Ei
1 Prise Salz
40 g getrocknete Aprikosen
1 Dose Pfirsiche, halbe Frucht,
natursüß (425 ml) oder 3 reife,
feste Pfirsiche

Den Backofengrill bzw. die Oberhitze auf 200 °C vorheizen.

Die Amarettini in einen Gefrierbeutel geben, diesen verschließen und die Amarettini fein zerbröseln.

Das Ei trennen und das Eiweiß mit dem Salz steif schlagen. Die Aprikosen fein würfeln, mit Amarettinibröseln und Eigelb verrühren. Zum Schluss den Eischnee unterheben.

Die Pfirsichhälften gut abtropfen lassen. Alternativ die Pfirsiche waschen, halbieren und den Stein entfernen. Die Füllung auf den Pfirsichhälften verteilen und in eine Auflaufform setzen. Im vorgeheizten Backofen ca. 5–8 Minuten gratinieren.

Servier-Tipp

Servieren Sie zu den gratinierten Pfirsichen eine Kugel Vanilleeis oder Vanillesauce. Anstelle von Pfirsichen können Sie auch Nektarinen oder reife und nicht zu weiche Birnen verwenden.

Der **Fett**weg!-Tipp

Lernen Sie neu schmecken. Lassen Sie z.B. ein Stück Schokolade mit geschlossenen Augen langsam im Mund schmelzen und genießen Sie das Aroma.

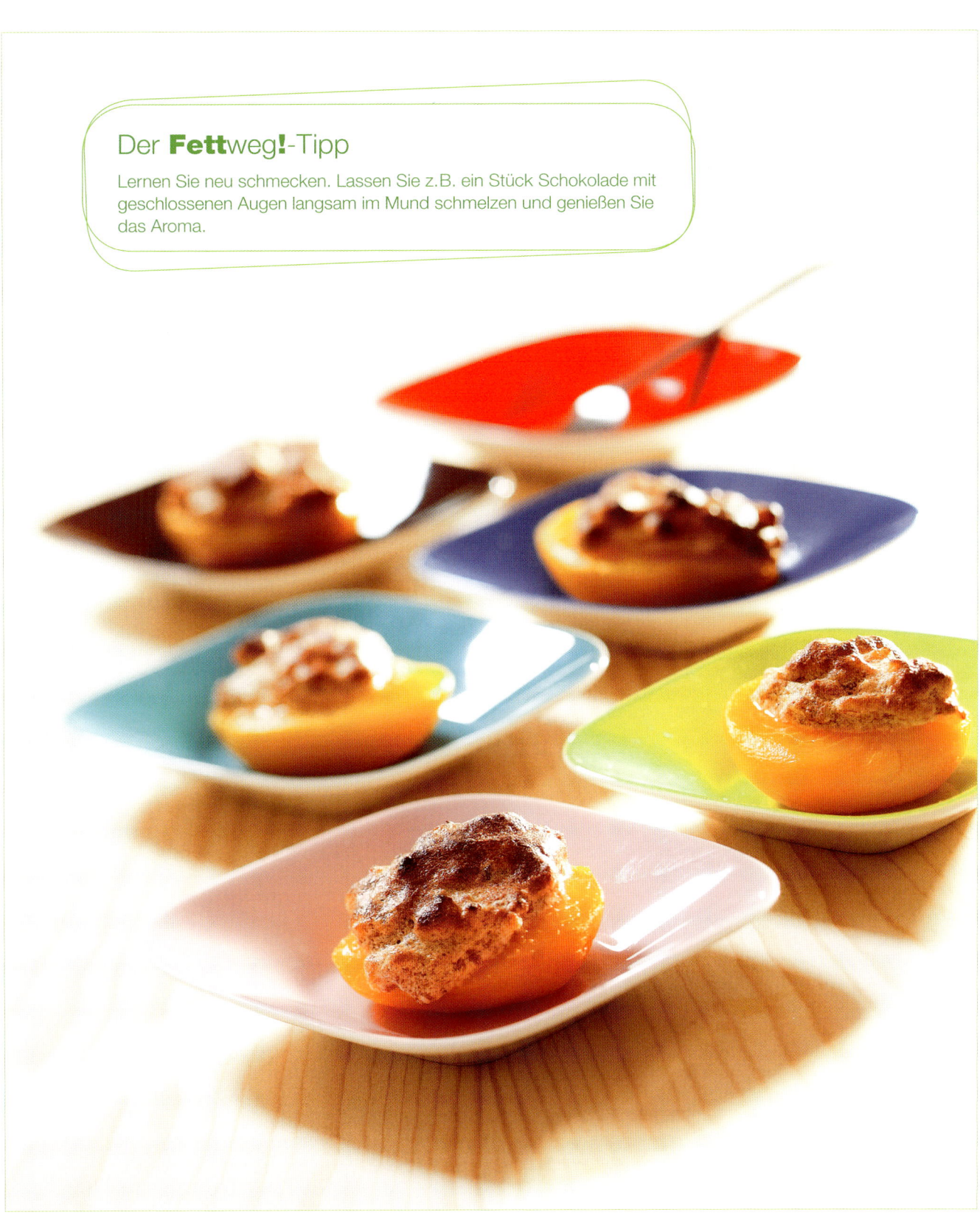

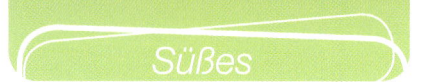

Nährwertangaben pro Portion
Energiedichte 1,4 kcal/g
264 kcal
7 g Fett
12 g Eiweiß
37 g Kohlenhydrate

Apfel-Vanille-Schichtspeise

Für 6 Portionen

Zubereitungszeit: 30 Minuten
plus 1 Stunde Kühlzeit

3 Äpfel
50 ml Apfelsaft
50 g Zucker
1 EL Zitronensaft
50 g gehackte Haselnusskerne
2 EL Rosinen
1 Msp. Zimt
1 Vanilleschote
250 g Magerquark
200 g Frischkäse (fettreduziert)
2 EL Puderzucker
50 g Löffelbiskuits

Äpfel waschen, schälen, vierteln, das Kerngehäuse entfernen und die Äpfel in Würfel schneiden.

In einem Topf Apfelsaft, Zucker, Zitronensaft und die Apfelwürfel zugedeckt bei mittlerer Hitze ca. 5 Minuten bissfest garen.

In einer beschichteten Pfanne die gehackten Haselnusskerne ohne Zugabe von Fett anrösten. Diese dann zusammen mit den Rosinen und dem Zimt zu den Apfelwürfeln geben. Die Masse ca. 5 Minuten bei geringer Hitze einkochen. Anschließend in einer Auflaufform aus Glas (ca. 19 x 25 cm) verteilen und auskühlen lassen.

Die Vanilleschote der Länge nach halbieren und das Mark herauskratzen. Magerquark, Frischkäse, Puderzucker und das Vanillemark miteinander verrühren und über dem erkalteten Apfelragout verteilen. Die Löffelbiskuits in einen Gefrierbeutel geben, diesen verschließen, Löffelbiskuits zerbröseln und über die Creme streuen. Die Schichtspeise vor dem Servieren ca. 1 Stunde kalt stellen.

Variante

Statt Haselnusskernen können Sie die Schichtspeise auch mit gehackten Mandeln oder Walnüssen zubereiten.

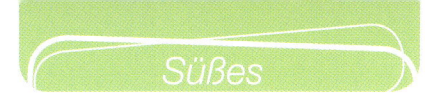
Nährwertangaben pro Portion
Energiedichte 1,2 kcal/g
59 kcal
1 g Fett
1 g Eiweiß
12 g Kohlenhydrate

Blitz-Himbeereis

Für 4 Portionen

Zubereitungszeit: 10 Minuten

300 g tiefgefrorene Himbeeren
100 ml Buttermilch
70 g Puderzucker
1 Päckchen Vanillezucker

Die gefrorenen Himbeeren mit Buttermilch sowie Puderzucker und Vanille-zucker am besten in einer Küchenmaschine oder mit einem leistungsstarken Pürierstab pürieren und sofort servieren.

Variante

Anstelle von Himbeeren können Sie auch andere tiefgefrorene Früchte verwenden.

Nährwertangaben pro Portion
Energiedichte 1,1 kcal/g
101 kcal
1 g Fett
1 g Eiweiß
22 g Kohlenhydrate

Bananeneis
mit Kokosjoghurt

Für 4 Portionen

Zubereitungszeit: 15 Minuten
plus 2 Stunden Gefrierzeit

300 g reife Bananen
100 g Kokosjoghurt (3,5 % Fett)
1 EL flüssiger Honig
1 TL Zitronensaft

Die Bananen schälen, in Scheiben schneiden, auf einen Teller geben und 2 Stunden im Tiefkühlfach gefrieren.

Die gefrorenen Bananenscheiben am besten in einer Küchenmaschine oder mit einem leistungsstarken Pürierstab pürieren. Dann 50 g Joghurt, Honig und Zitronensaft zugeben und die Masse nochmals mixen.

Das Eis portionieren, in Schälchen füllen, mit dem restlichen Kokosjoghurt garnieren und sofort servieren.

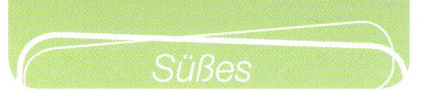

Nährwertangaben pro Portion
Energiedichte 0,7 kcal/g
44 kcal
1 g Fett
1 g Eiweiß
9 g Kohlenhydrate

Waldbeersorbet

Für 4 Portionen

Zubereitungszeit: 20 Minuten
plus 4 Stunden Kühlzeit

300 g tiefgefrorene Waldbeeren
150 g Naturjoghurt (1,5 % Fett)
1 EL Puderzucker

Die Waldbeeren auftauen lassen. Joghurt und Zucker dazugeben und am besten in einer Küchenmaschine oder mit einem leistungsstarken Pürierstab pürieren. Die Masse in eine flache Form füllen und ca. 4 Stunden in das Gefrierfach stellen. Während des Gefrierprozesses die Masse dreimal vorsichtig durchrühren, damit sich keine Eiskristalle bilden. In Schälchen oder Gläser füllen und servieren.

Nährwertangaben pro Portion
Energiedichte 0,7 kcal/g
69 kcal
1 g Fett
1 g Eiweiß
13 g Kohlenhydrate

Mango-Orangen-Sorbet

Für 4 Portionen

Zubereitungszeit: 20 Minuten
plus 4 Stunden Kühlzeit

1 Mango
400 ml Blutorangensaft
125 ml trockener Sekt
(oder Apfelsaft)
2 EL Puderzucker
1 unbehandelte Orange

Die Mango waschen, schälen, das Fruchtfleisch vom harten Kern schneiden, würfeln und am besten in einer Küchenmaschine oder mit einem leistungsstarken Pürierstab pürieren. Den Saft mit dem Sekt (wahlweise Apfelsaft) und dem Puderzucker unterrühren. Die Masse in eine flache Schale geben und ca. 4 Stunden gefrieren. Während des Gefrierprozesses die Masse dreimal vorsichtig durchrühren, damit sich keine Eiskristalle bilden. In Schälchen oder Gläser füllen und servieren.

Variante

Das Sorbet kann auch mit anderen Früchten wie z. B. Erdbeeren und Prosecco zubereitet werden.

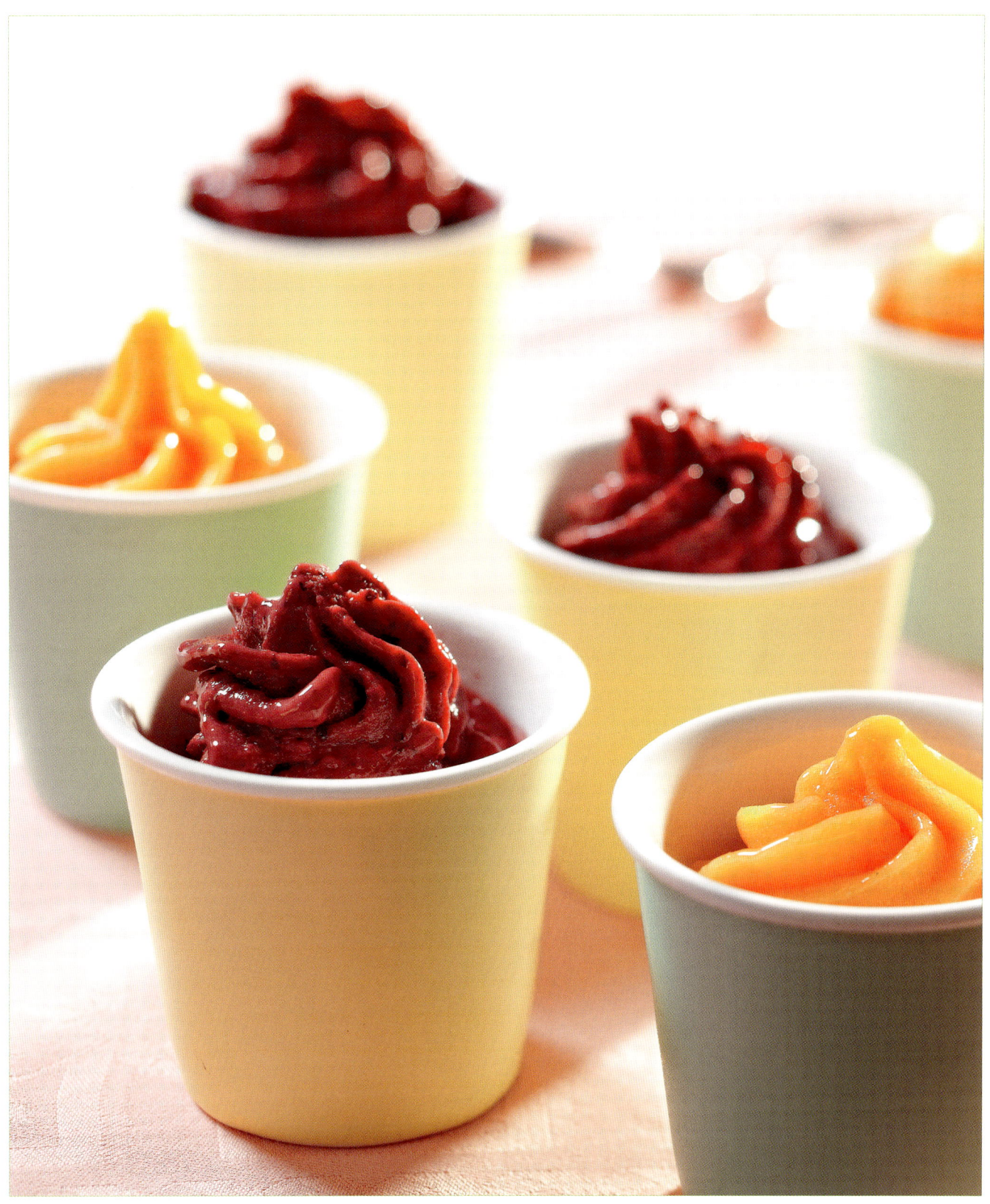

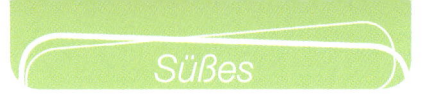

Nährwertangaben pro Portion
Energiedichte 1,8 kcal/g
161 kcal
3 g Fett
4 g Eiweiß
30 g Kohlenhydrate

Erdbeerkuchen

Für 12 Kuchenstücke

Zubereitungszeit: 20 Minuten plus
35 Minuten Back- und Kühlzeit

4 Eier
4 EL heißes Wasser
130 g Zucker
1 Päckchen Vanillezucker
100 g Weizenmehl
2 gestr. TL Backpulver
100 g Speisestärke
500 g Erdbeeren
3 EL Erdbeerkonfitüre
2 Päckchen klarer Tortenguss

Den Backofen auf 180 °C Ober- und Unterhitze (160 °C Umluft) vorheizen. Den Boden einer Springform (Ø 26 cm) mit Backpapier auslegen.

Mit einem Handrührgerät die Eier zusammen mit dem heißen Wasser auf höchster Stufe schaumig schlagen. Zucker und Vanillezucker miteinander mischen, unter Rühren einrieseln lassen und die Masse weitere 2 Minuten aufschlagen. Das Mehl mit Backpulver und Speisestärke mischen und kurz auf niedrigster Stufe unterrühren. Den Teig in die Springform geben, glatt streichen und auf dem Rost im unteren Drittel des vorgeheizten Backofens ca. 35 Minuten backen.

Den fertigen Biskuitboden aus der Form lösen und auf eine Tortenplatte stürzen. Das Backpapier entfernen und den Boden vollständig abkühlen lassen.

Die Erdbeeren waschen, vorsichtig trocken tupfen, den Blütenansatz entfernen und große Früchte halbieren. Den ausgekühlten Boden mit der Erdbeerkonfitüre bestreichen und mit den Erdbeeren belegen. Den Tortenguss wie auf der Packung angegeben anrühren und über das Obst geben.

Variante

Sie können ganz nach Belieben anderes Obst verwenden. Besonders lecker schmeckt der Kuchen auch mit Birnen, Trauben oder Aprikosen.

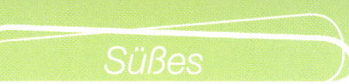
Nährwertangaben pro Portion
Energiedichte 1,4 kcal/g
228 kcal
6 g Fett
5 g Eiweiß
39 g Kohlenhydrate

Zwetschgenkuchen

Für ca. 20 Kuchenstücke

Zubereitungszeit: 20 Minuten
plus 1 Stunde Gehzeit und
45 Minuten Backzeit

Hefeteig

500 g Weizenmehl
1 Würfel Hefe (42 g)
250 ml lauwarme Milch (1,5 % Fett)
80 g Zucker
1 Prise Salz
2 Eier
100 g weiche Butter
2 TL Vanillezucker
1 TL Zitronenabrieb
Butter zum Einfetten
Mehl zum Bearbeiten
4 EL Semmelbrösel

Belag

2 kg Zwetschgen
½ TL Zimt
6 EL Zucker

Das Mehl in eine große Schüssel sieben. In der Mitte eine Mulde bilden und die Hefe hineinbröckeln. Die restlichen Zutaten hinzufügen und mit einem Handrührgerät mit Knethaken zu einem glatten Teig verkneten. Die Schüssel mit einem Tuch abdecken und den Teig ca. 1 Stunde an einem warmen Ort gehen lassen, bis sich sein Volumen sichtbar vergrößert hat.

Den Backofen auf 180 °C Ober- und Unterhitze (160 °C Umluft) vorheizen und ein Backblech mit Butter einfetten.

Den Teig auf einer bemehlten Arbeitsfläche mit den Händen noch einmal gut durchkneten, dann auf dem Backblech gleichmäßig ausrollen. Das Blech mit einem Tuch abdecken und den Teig erneut ca. 10 Minuten gehen lassen, anschließend mit den Semmelbröseln bestreuen.

Die Zwetschgen waschen, trocken tupfen, halbieren und den Stein herauslösen. Die Zwetschgenhälften mit der runden Seite nach unten dicht nebeneinander auf den Teig setzen. Zimt und Zucker miteinander mischen, über das Obst streuen und den Kuchen im vorgeheizten Backofen auf der mittleren Schiene ca. 45 Minuten backen.

Variante

Sie können diesen Kuchen je nach Saison mit unterschiedlichem Obst zubereiten. Sehr gut schmeckt er auch mit Äpfeln.

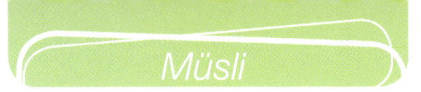

Nährwertangaben pro Portion
Energiedichte 1,0 kcal/g
290 kcal
8 g Fett
9 g Eiweiß
45 g Kohlenhydrate

Müsli mit Früchten

Für 1 Portion

Zubereitungszeit: 10 Minuten

100 ml Milch (1,5 % Fett)
2 EL Apfelsaft
5 Haselnusskerne
3 EL Haferflocken
150 g frisches Obst nach
Wahl und Saison

Milch und Apfelsaft miteinander verrühren. Die Haselnusskerne klein hacken und mit den Haferflocken zur Milch geben, anschließend durchziehen lassen. Das Obst waschen, entsprechend putzen, klein schneiden, zugeben und alles gut miteinander vermischen.

Nährwertangaben pro Portion
Energiedichte 1,1 kcal/g
268 kcal
4 g Fett
7 g Eiweiß
49 g Kohlenhydrate

Kokosmüsli

Für 1 Portion

Zubereitungszeit: 10 Minuten

1 Banane
2 TL Zitronensaft
2 EL Haferflocken
50 ml Milch (1,5 % Fett)
75 g Kokosjoghurt (3,5 % Fett)

Die Banane schälen, in Scheiben schneiden und mit dem Zitronensaft beträufeln, damit die Scheiben nicht braun werden. Die Haferflocken mit der Banane vermischen. Die Milch zugießen und den Joghurt unterrühren.

Nährwertangaben pro Portion
Energiedichte 1,4 kcal/g
334 kcal
11 g Fett
9 g Eiweiß
50 g Kohlenhydrate

Vanille-Nuss-Müsli

Für 1 Portion

Zubereitungszeit: 15 Minuten

75 g Vanillejoghurt (1,5 % Fett)
50 ml Milch (1,5 % Fett)
2 EL Haferflocken
5 Walnusskerne
70 g Weintrauben
1 kleine Birne

Den Vanillejoghurt und die Milch mit den Haferflocken mischen.
Die Nüsse fein hacken, ebenfalls zugeben und alles miteinander verrühren.
Die Weintrauben waschen, halbieren, von den Kernen befreien und unter die Joghurtmasse heben. Die Birne schälen, vierteln, das Kerngehäuse entfernen, in kleine Stücke schneiden und vorsichtig unterrühren.

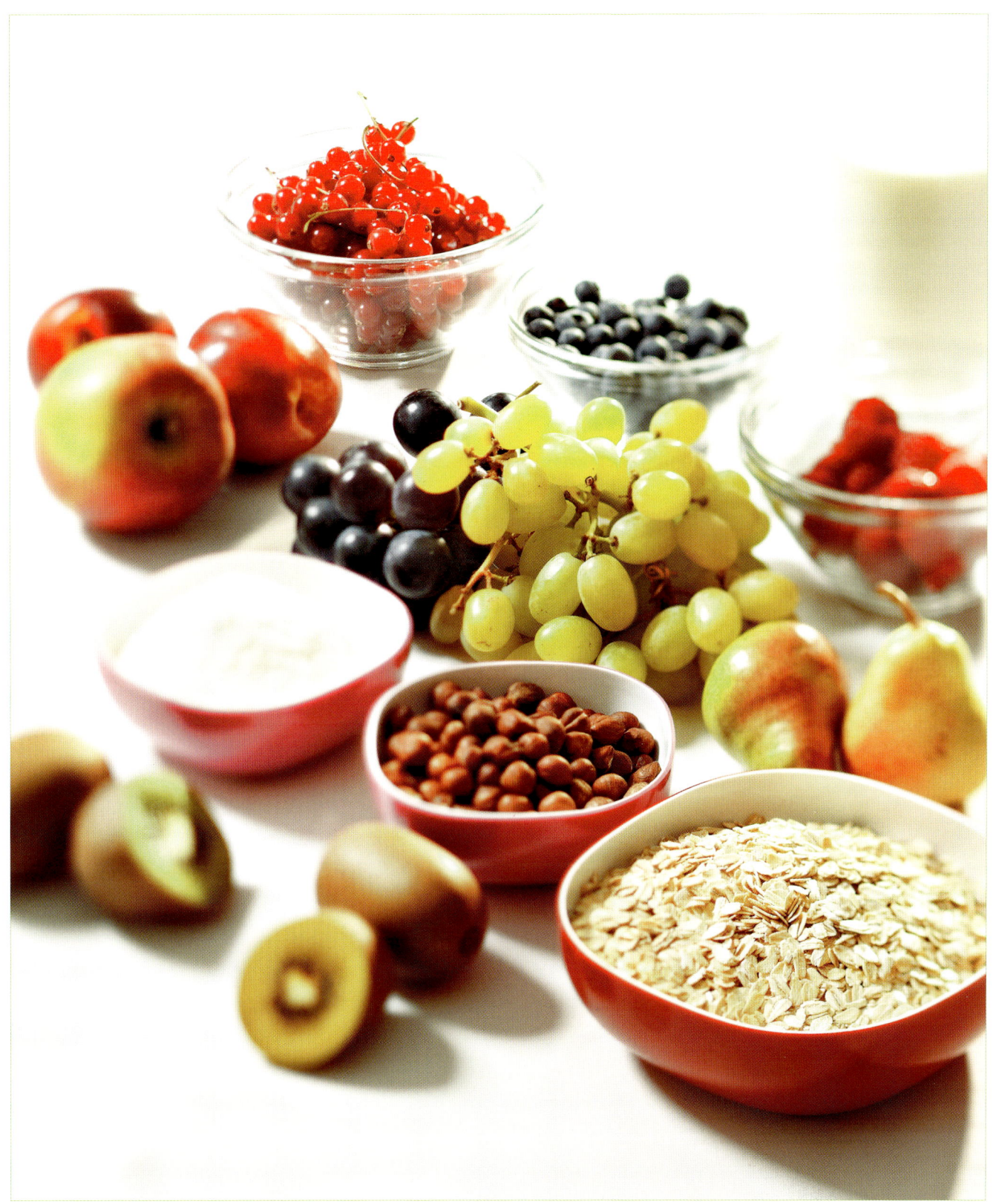

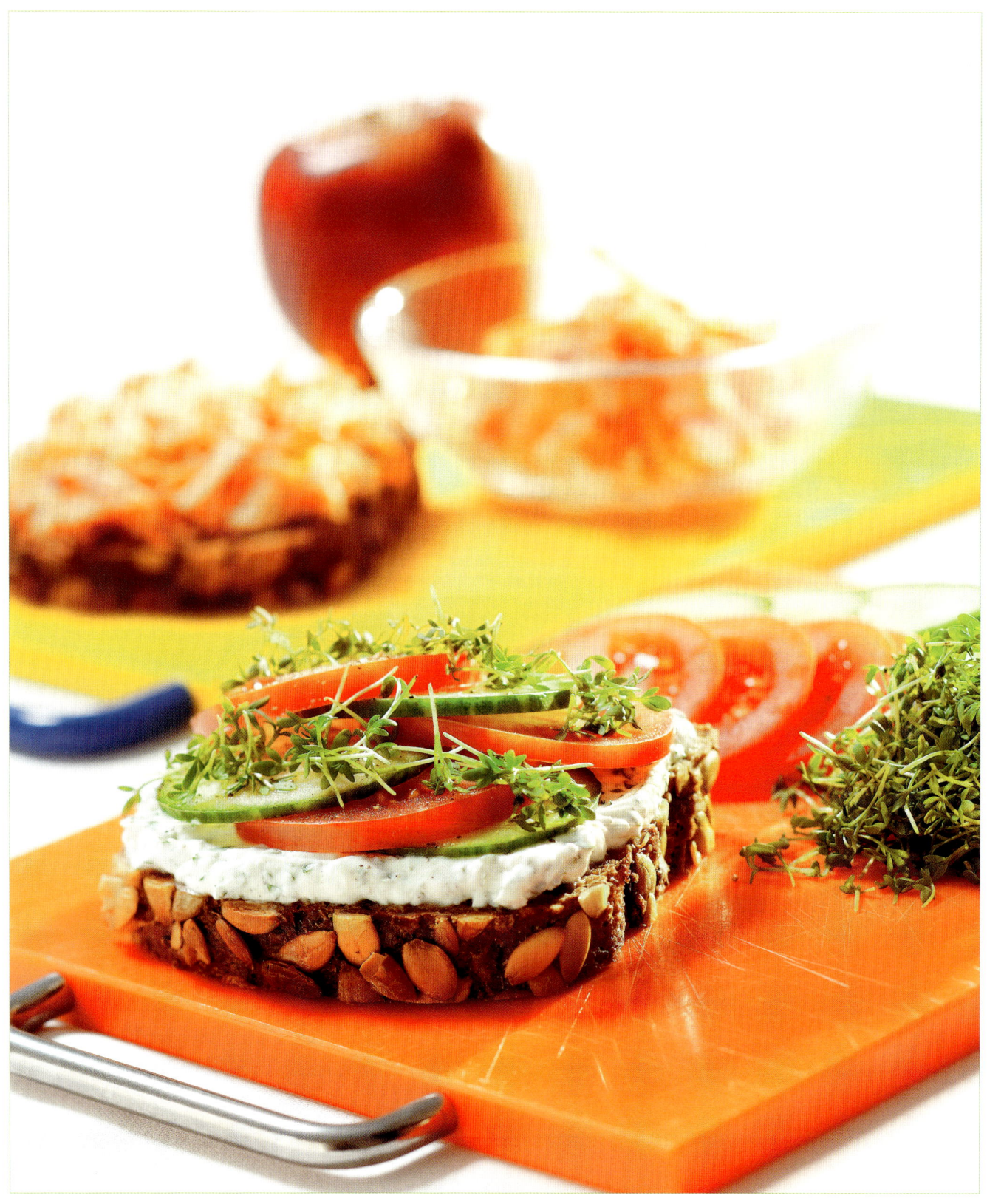

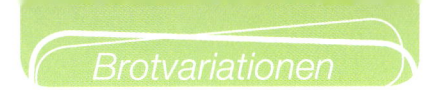

Nährwertangaben pro Portion
Energiedichte 0,8 kcal/g
120 kcal
1 g Fett
5 g Eiweiß
22 g Kohlenhydrate

Brot „Fit in den Tag"

Für 2 Portionen

Zubereitungszeit: 10 Minuten

2 Scheiben Vollkornbrot
2 EL Kräuterquark (fettreduziert)
2 Tomaten
¼ Salatgurke
½ Kästchen Kresse

Das Brot mit dem Kräuterquark bestreichen. Die Tomaten waschen, Strunk entfernen und in Scheiben schneiden. Die Gurke waschen und ebenfalls in Scheiben schneiden. Beides gleichmäßig auf dem Quark verteilen. Die Kresse mit einer Schere abschneiden und die Brote damit bestreuen.

Nährwertangaben pro Portion
Energiedichte 0,9 kcal/g
132 kcal
1 g Fett
4 g Eiweiß
26 g Kohlenhydrate

Brot „herzhaft-fruchtig"

Für 2 Portionen

Zubereitungszeit: 10 Minuten

1 Möhre
½ Apfel
1 TL Zitronensaft
2 EL Naturjoghurt (1,5 % Fett)
Salz, Pfeffer
Zucker
2 Scheiben Vollkornbrot

Die Möhre putzen, schälen und fein raspeln. Die Apfelhälfte waschen, vierteln, Kerngehäuse entfernen und raspeln. Anschließend mit etwas Zitronensaft beträufeln und zusammen mit der Möhre und dem Joghurt mischen. Die Masse mit Salz, Pfeffer und 1 Prise Zucker abschmecken. Die Creme gleichmäßig auf dem Brot verstreichen.

Nährwertangaben pro Portion
Energiedichte 0,8 kcal/g
171 kcal
3 g Fett
14 g Eiweiß
22 g Kohlenhydrate

Brot „Fleisch trifft Gemüse"

Für 2 Portionen

Zubereitungszeit: 10 Minuten

2 Tomaten
2 Gewürzgurken
2 Scheiben Vollkornbrot
2 EL Senf
4 Scheiben Roastbeef
Pfeffer

Die Tomaten waschen, Strunk entfernen und in Scheiben schneiden. Die Gewürzgurken abtropfen lassen und längs in Streifen schneiden. Das Brot gleichmäßig mit Senf bestreichen und zuerst mit dem Roastbeef, dann mit den Tomaten- und Gurkenscheiben belegen. Mit ein wenig frisch gemahlenem Pfeffer bestreuen.

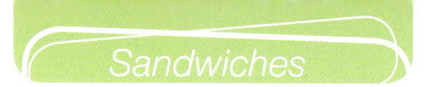
Nährwertangaben pro Portion
Energiedichte 1,3 kcal/g
182 kcal
4 g Fett
8 g Eiweiß
29 g Kohlenhydrate

Für 4 Portionen

Zubereitungszeit: 15 Minuten

8 Scheiben Vollkorntoastbrot
3 Stängel Basilikum
80 g Frischkäse (fettreduziert)
2 EL Zitronensaft
Salz, Pfeffer
2 gelbe Paprikaschoten

Paprika-Sandwich

Das Brot toasten. Das Basilikum waschen, trocken schütteln, Blätter abzupfen und fein hacken. Diese mit Frischkäse und Zitronensaft verrühren. Die Creme mit Salz und Pfeffer abschmecken und auf den Toastscheiben verstreichen. Die Paprikaschoten waschen, Kerne und weiße Innenhäute entfernen, in Streifen schneiden und auf vier der Toastscheiben verteilen. Mit den restlichen Scheiben belegen und diagonal halbieren.

Nährwertangaben pro Portion
Energiedichte 1,3 kcal/g
211 kcal
5 g Fett
13 g Eiweiß
28 g Kohlenhydrate

Rucola-Sandwich

Für 4 Portionen

Zubereitungszeit: 15 Minuten

8 Scheiben Vollkorntoastbrot
8 TL Kräuterquark (fettreduziert)
4 Tomaten
1 Bund Rucola
8 Scheiben Lachsschinken

Das Brot toasten und mit Kräuterquark bestreichen. Die Tomaten waschen, den Strunk entfernen und in Scheiben schneiden. Den Rucola putzen, waschen, trocken schleudern und in mundgerechte Stücke zerpflücken. Davon die Hälfte auf vier Brotscheiben verteilen und mit dem Lachsschinken belegen. Die Tomatenscheiben sowie den restlichen Rucola darauf verteilen und die zweite Brotscheibe darauflegen. Das Sandwich diagonal halbieren und servieren.

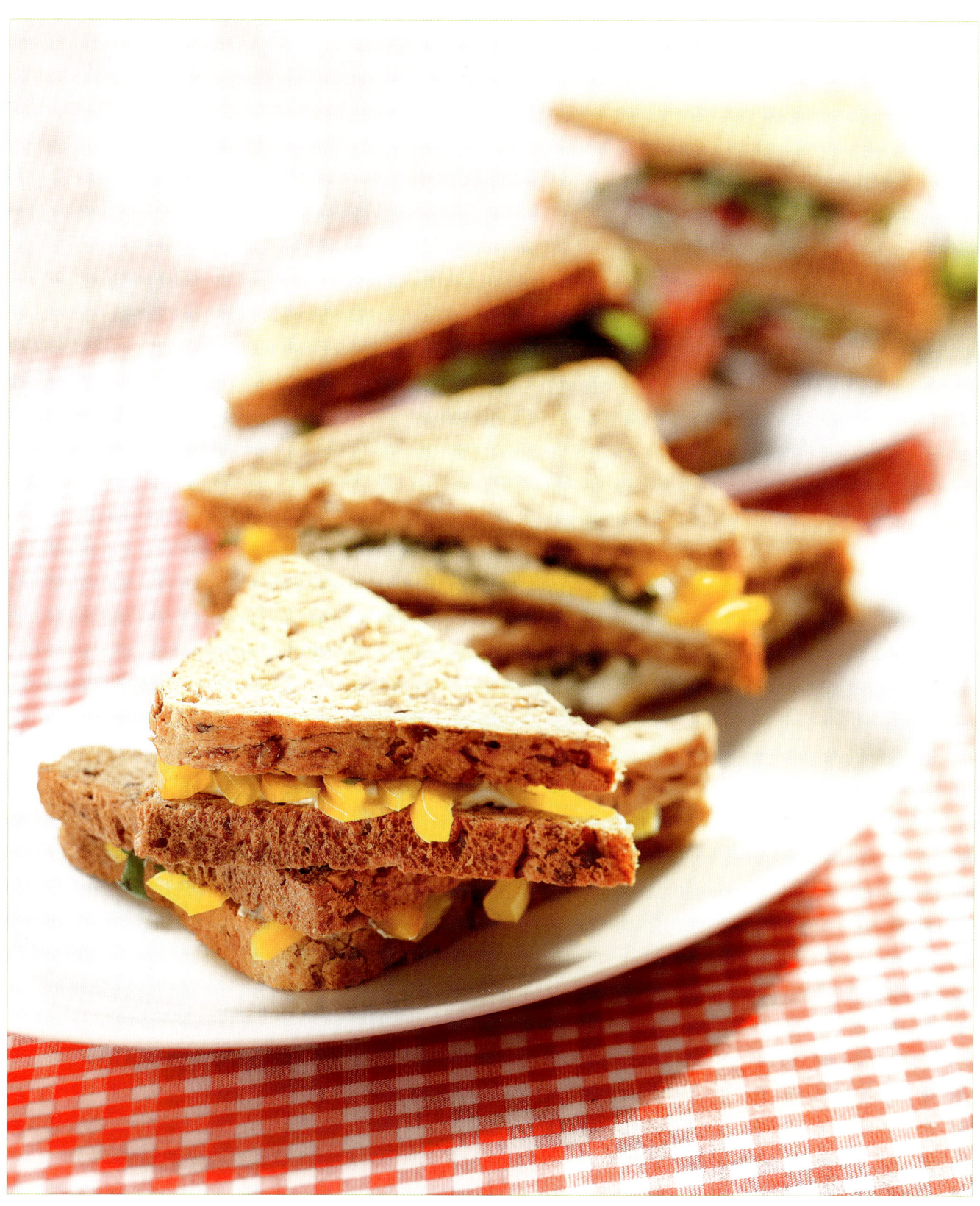

Nährwertangaben pro Portion
Energiedichte 0,8 kcal/g
190 kcal
8 g Fett
11 g Eiweiß
17 g Kohlenhydrate

Texmex-Wraps

Für 6 Stück

Zubereitungszeit: 30 Minuten

1 kleine Zwiebel
1 Knoblauchzehe
1 Dose Mais (212 g)
1 Dose Kidneybohnen (212 g)
1 EL Sonnenblumenöl
200 g Rinderhackfleisch
Salz, Pfeffer
400 ml passierte Tomaten
1 Prise Zucker
Chilipulver
6 Blatt Eisbergsalat
6 Tortillafladen
6 TL saure Sahne

Zwiebel und Knoblauch schälen und beides fein hacken. Mais und Kidneybohnen abtropfen lassen.

Das Öl in einer beschichteten Pfanne erhitzen und das Hackfleisch darin krümelig braten, salzen und pfeffern. Zwiebel und Knoblauch zugeben und mitbraten, anschließend Mais und Kidneybohnen unterrühren. Die passierten Tomaten zugießen, alles kurz aufkochen und mit Salz, Pfeffer sowie Zucker und Chilipulver abschmecken. Die Pfanne von der Kochstelle nehmen und die Füllung abkühlen lassen.

Den Eisbergsalat putzen, in mundgerechte Stücke zerpflücken, waschen und trocken schleudern.

Die Tortillas wie auf der Packung angegeben erwärmen, jeweils Eisbergsalat und Hackfleischmasse mittig darauf verteilen. Die saure Sahne daraufgeben, den Fladen einschlagen, aufrollen und servieren.

Der **Fett**weg!-Tipp

Die Wraps können direkt warm oder auch kalt gegessen werden. Wenn man sie in Alufolie wickelt, eignen sie sich gut zum Mitnehmen zur Arbeit.

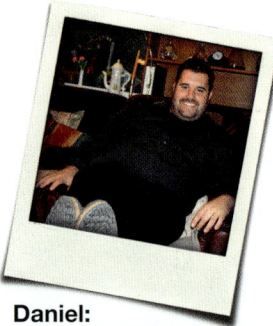

Daniel:
„Schnell und lecker! Die Hackmasse lässt sich auch gut einfrieren, sodass ich mir nach der Arbeit schnell eine Portion auftauen kann."

Nährwertangaben pro Portion
Energiedichte 1,0 kcal/g
163 kcal
7 g Fett
12 g Eiweiß
13 g Kohlenhydrate

Feurig-scharfe Wraps

Für 6 Stück

Zubereitungszeit: 30 Minuten

1 Möhre
1 gelbe Paprikaschote
1 rote Chilischote
2 EL Sonnenblumenöl
250 g Schweinegeschnetzeltes
Salz, Pfeffer
6 Blatt Kopfsalat
6 Tortillafladen
100 g saure Sahne
2 EL Sweet-Chili-Sauce

Die Möhre putzen, schälen, dritteln und längs in feine Streifen schneiden. Paprika und Chili waschen, Kerne sowie weiße Innenhäute entfernen und beides in dünne Streifen schneiden.

Das Öl in einer beschichteten Pfanne erhitzen und das Schweinegeschnetzelte darin braten, anschließend mit Salz und Pfeffer würzen und herausnehmen. Das klein geschnittene Gemüse sowie die Chili in die Pfanne geben und bissfest andünsten. Das Fleisch wieder zugeben und heiß werden lassen.

Den Kopfsalat putzen, waschen, trocken schleudern und in mundgerechte Stücke zerpflücken.

Die Tortillas wie auf der Packung angegeben erwärmen. Die saure Sahne mit der Sweet-Chili-Sauce verrühren. Den Salat und das Geschnetzelte mit dem Gemüse mittig auf den Fladen verteilen. Die saure Sahne daraufgeben, die Fladen einschlagen und aufrollen.

Nährwertangaben pro Portion
Energiedichte 0,4 kcal/g
87 kcal
1 g Fett
5 g Eiweiß
15 g Kohlenhydrate

Bunte Vegi-Wraps

Für 6 Stück

Zubereitungszeit: 30 Minuten

1 gelbe Paprikaschote
1 rote Paprikaschote
2 Möhren
½ Salatgurke
2 Tomaten
3 Frühlingszwiebeln
50 ml Gemüsebrühe
100 g Magerquark
Salz, Pfeffer
Paprikapulver
6 Tortillafladen

Die Paprikaschoten waschen, Kerne sowie weiße Innenhäute entfernen und in kleine Würfel schneiden. Die Möhren schälen und ebenfalls fein würfeln. Die Salatgurke putzen, waschen und würfeln. Die Tomaten waschen, den Strunk entfernen und in Würfel schneiden. Die Frühlingszwiebeln putzen, waschen und in Ringe schneiden.

Alles in einen Topf geben und mit der Gemüsebrühe bissfest dünsten. Den Quark unterrühren und alles kräftig mit Salz, Pfeffer und Paprikapulver abschmecken.

Die Tortillas wie auf der Packung angegeben erwärmen. Die Fladen mittig mit der Gemüsemischung belegen, dann einschlagen und aufrollen.

Ernährungsprotokoll

Donnerstag, den 18.03.2010

hlzeit	Speisen/Menge	Getränke	Situation
30h	2 kiwis (1x grün, 1x gelb) 1 Scheibe Vollkornbrot mit Margarine & Salami	2 Tassen Tee m. Zucker & Zitrone 2 Gläser Sprudel	mit Familie
13.00h	120g Schweinefilet mit Tomaten und Zucchinischoten, Reis	1 Glas Wasser	mit Kindern
16.00h	1 Apfel 5 Studenküsse	1 Milchkaffee	alleine
19.00h	1 Scheibe Vollkornbrot mit Kräuterquark und Salatgurke	1 Tasse Tee mit Zucker 1 Glas Wasser	mit Familie

Kopiervorlage:
Für 14 Tage
Kopien anfertigen
oder eine eigene
Liste erstellen.

Ernährungsprotokoll – wie mache ich es richtig?

Das Ernährungsprotokoll soll Ihnen einen Überblick über Ihre bisherigen Essgewohnheiten geben. Es ermöglicht Ihnen, Faktoren wie die Energie- und Nährstoffzufuhr oder die Zahl und Häufigkeit von Mahlzeiten zu ermitteln.

Dabei ist vor allem wichtig, dass Sie das Protokoll so detailliert wie möglich führen und Ihre derzeitigen Essgewohnheiten ehrlich und genau dokumentieren.

Am einfachsten ist es, wenn Sie direkt im Anschluss an die Nahrungsaufnahme – egal, ob Sie gegessen oder getrunken haben – aufschreiben, was, wann und wie viel Sie zu sich genommen haben. Nur so weisen Ihre Aufzeichnungen keine Lücken auf.

Bitte notieren Sie auch etwas zur Esssituation. Essen Sie Süßigkeiten oder Fast Food hauptsächlich, wenn Sie unzufrieden oder gestresst sind, kann Ihnen diese Erkenntnis helfen, neue Verhaltensmuster zu entwickeln.

Für einen besseren Überblick sollten Sie mit farbigen Stiften den jeweiligen Energiedichte-Bereich markieren. Sie sehen dann sofort, wie der bisherige Tag gelaufen ist.

Beim Ausfüllen des Protokolls bitte Folgendes beachten:
Tragen Sie die genaue Bezeichnung der Lebensmittel beziehungsweise Getränke ein.

anstatt	schreiben Sie besser
Brot	Weizenvollkornbrot
Joghurt	Fruchtjoghurt, 1,5 % Fett
Saft	Fruchtnektar
Wurst	Salami
Käse	Emmentaler, 45 % Fett i. Tr.

1.
Geben Sie von allem die genaue Menge an.
› Benennen Sie die genaue Stückzahl und machen Sie genaue Gramm- bzw. Literangaben. Übliche Küchenmaße sind: EL, TL, Scheibe, Stück, Tasse usw. Geben Sie an, ob Sie gestrichene, gehäufte oder halbvolle EL verwendet haben.
› Geben Sie auch an, wie viel Öl Sie zum Beispiel zum Anbraten genommen haben.
› Es empfiehlt sich, Lebensmittel wie Nudeln oder Reis, deren Menge sich nur schwer über die üblichen Küchenmaße definieren lässt, abzuwiegen.
› Sollte es Ihnen beispielsweise nach einem Restaurantbesuch nicht möglich sein, exakte Angaben zu machen, so vergleichen oder beschreiben Sie etwa die Größe des Schollenfilets mit der Größe Ihrer Hand oder Ähnlichem.

2.
Geben Sie möglichst exakt die Art der Zubereitung an.
› roh, gegart, gekocht, gebraten, überbacken, gegrillt etc.
› paniert, mariniert usw.
› beispielsweise bei Suppen und Eintöpfen die Hauptzutaten
› etwa bei Kuchen und Desserts Füllungen, Saucen, Toppings
› darüber hinaus bei Fertiggerichten den Handelsnamen sowie die Kalorienanzahl beziehungsweise den Fettgehalt pro Portion

3.
Beschreiben Sie Ihre Situation während der Mahlzeit.
› haben Sie allein gegessen oder mit der Familie zusammen
› saßen Sie in entspannter Umgebung oder am Schreibtisch bzw. haben gestanden oder waren zu Fuß unterwegs
› haben Sie am Küchentisch gesessen oder auf dem Sofa vor dem laufenden Fernseher
› waren Sie glücklich, frustriert oder gestresst

Tag				
Mahlzeiten	Uhrzeit	Speisen/Menge	Getränke	Situation
Frühstück				
Zwischendurch				
Mittagessen				
Zwischendurch				
Abendessen				

Energiedichte-Tabelle

Nahrungsmittel	Energiedichte (kcal/g)	Nahrungsmittel	Energiedichte (kcal/g)
Brot/Brötchen		**Kartoffelpuffer (Backofen)**	1,2
Croissant	4,3	Kartoffelpüree	0,8
Fladenbrot	2,6	Klöße	1
Knäckebrot	3,2	Kroketten, tiefgekühlt	1,9
Laugenbrezel, -brötchen	2,3	Nudeln, gekocht	1,4
Mehrkornbrot	2,2	Pommes frites (Backofen)	1,4
Reiswaffeln	4	Reis, poliert, gekocht	1,1
Roggenmischbrot	2,1	Röstkartoffeln	1,3
Roggenschrot- und Roggenvollkornbrot	2	Schupfnudeln	1,7
Toastbrot	2,6	Schweizer Rösti	1,3
Vollkornbrötchen	2,2	Semmelknödel	1,6
Weißbrot	2,5	Spätzle	1,8
Weizenbrötchen	2,7	Vollkornnudeln, gekocht	1,4
Weizenmischbrot	2,2	Vollkornreis, gekocht	1,1
Weizenschrot- und Weizenvollkornbrot	2		
Zwieback	3,7		

Getreide/Müsli

Nahrungsmittel	Energiedichte (kcal/g)
Weizenkleie	1,8
Cornflakes	3,7
Frosties	3,7
Früchtemüsli, ungezuckert (trocken)	3,6
Haferflocken (Vollkorn)	3,5
Roggenflocken	3,1
Schokoflakes	3,7
Schokomüsli (trocken)	4
Smacks	3,7
Toppas	3,5
Weizenkeime	3,2

Kartoffeln, Reis, Nudeln

Nahrungsmittel	Energiedichte (kcal/g)
Gnocchi	1,7
Hefeklöße	2,3
Kartoffeln	0,7

Gemüse und Hülsenfrüchte

Nahrungsmittel	Energiedichte (kcal/g)
Artischocke, Aubergine, Bambussprossen, Staudensellerie, Blumenkohl, Brunnenkresse, Chicorée, Fenchel, Frühlingszwiebeln, Knollensellerie, Kohlrabi, Paprikaschote, Pilze, Rotkohl, Rucola, Schwarzwurzel, Spargel, Spinat, Tomate, Weißkohl, Zucchini	0,2
Balkangemüse, tiefgekühlt	0,9
Bohnen, Brokkoli, Gartenkresse, Kürbis, Möhren, Porree, Wirsing, Zwiebel	0,3
Bohnen, weiß	1
Chinakohl, Eisbergsalat, Endiviensalat, Feldsalat, Gurke, Kopfsalat, Mangold, Radieschen, Rettich, Rhabarber	0,1
Erbsen	0,7
Erbsen und Möhren, Dose	0,6
Grünkohl, Rosenkohl, Rote Bete	0,4
junger Spinat, tiefgekühlt	0,2
Kidneybohnen	1
Leipziger Allerlei, tiefgekühlt	1,2

Nahrungsmittel	Energiedichte (kcal/g)	Nahrungsmittel	Energiedichte (kcal/g)
Linsen	1,1	Hackfleisch aus magerem Fleisch	1,1
Rahmkohlrabi, tiefgekühlt	1	Hackfleisch, gemischt	2,6
Rahmporree, tiefgekühlt	0,6	Hähnchenbrustfilet	1
Rahmspinat, tiefgekühlt	0,6	Hähnchenkeule	1,7
Sojabohnen	1,1	Kalbsfilet	1
Sojasprossen	0,5	Kalbsfleisch, mager	1
Zuckermais	0,9	Kalbshackfleisch	1,5
		Kalbshaxe	1
Obst und Obstwaren		Kalbskeule	1
Apfel, Grapefruit, Honigmelone, Kirschen (sauer), Kiwi, Mandarine, Nektarine, Pflaume	0,5	Kalbskotelett	1,1
		Kalbsschnitzel	1
Aprikose, Brombeeren, Heidelbeeren, Johannisbeeren (schwarz), Orange, Pfirsich, Stachelbeeren, Wassermelone, Zitrone	0,4	Kalbssteak	1,1
		Lammbrust	3,8
		Lammfilet	1,1
Ananas, Birne, Feige, Kirschen (süß), Mango, Reneclaude	0,6	Lammfleisch, mager	1,2
		Lammkeule	2,3
Banane	0,9	Lammkotelett	2,5
Erdbeeren, Himbeeren, Johannisbeeren (rot)	0,3	Putenkeule	1,2
Kaki, Weintrauben	0,7	Putenschnitzel	1
Kulturheidelbeeren	0,8	Rinderfilet	1,2
Papaya	0,1	Rindergulasch	1,3
Avocado	2,2	Rinderhackfleisch	2,2
Apfelmus	0,8	Rinderkeule	1,5
Apfel, getrocknet	2,6	Rindersteak	1,5
Aprikose, getrocknet	2,4	Rindertatar	1,1
Banane, getrocknet	3,3	Rindfleisch, mager	1
Dattel, getrocknet	2,8	Roastbeef	1,3
Feige, getrocknet	2,5	Schweinefilet	1
Oliven, grün	1,3	Schweinefleisch, durchwachsener Bauch	6,1
Oliven, schwarz	3,5	Schweinefleisch, mager	1,1
Rosinen	2,9	Schweinekotelett	1,5
		Schweinenacken	1,9
Fleisch		Schweineschnitzel	1,1
Eisbein	1,9	Schweineschnitzel, paniert	3,2
Ente	2,3	Schweineschulter	2,2
Gans	3,4	Spannrippe Rind	2,6
Gänseleber	1,3	Suppenhuhn	2,6

Nahrungsmittel	Energiedichte (kcal/g)	Nahrungsmittel	Energiedichte (kcal/g)

Würstchen

Bauernbratwurst	3,1
Bockwurst	3
Bratwurst	3,1
Curry-Bratwurst	2,7
Fleischwurst/Stadtwurst	2,8
Frankfurter Würstchen	2,7
Münchener Weißwurst	2,8
Regensburger	2,7
Wiener Würstchen	2,8

Fisch/Meeresfrüchte

Aal	2,8
Austern	0,7
Barsch	0,8
Felchen	1
Fisch, paniert	3,2
Forelle	1
Hecht	0,8
Heilbutt	1
Hering	2,3
Hummer	0,8
Kabeljau	0,8
Karpfen	1,2
Krabben	0,9
Lachs	2
Makrele	1,8
Rotbarsch	1,1
Sardine	1,2
Schellfisch	0,8
Scholle	0,9
Seelachs	0,8
Thunfisch	2,3
Zander	0,8

Milch und -produkte

Buttermilch	0,4
Crème légère	1,7
Crème fraîche	3,8
Crème double	4
Dickmilch, Kefir, Joghurt, entrahmt	0,3
Dickmilch, Kefir, Joghurt, 1,5 % Fett	0,5
Dickmilch, Kefir, Joghurt, 3,5 % Fett	0,6
Frischkäse, 0,2 % Fett	0,6
Fruchtquark, 20 % F.i.Tr.	1,2
Joghurt mit Früchten, entrahmt	0,5
Joghurt mit Früchten, gezuckert, 1,5 % Fett	0,8
Joghurt mit Früchten, gezuckert, 3,5 % Fett	0,9
Kräuterquark, 10% Fett absolut	1,4
Milch, entrahmt	0,3
Milch, 1,5 % Fett	0,5
Milch, 3,5 % Fett	0,6
saure Sahne	1,2
Schlagsahne	3,1
Schmand, 24 % Fett	2,4
Speisequark, mager	0,7
Speisequark, 20 % F.i.Tr.	1,1
Speisequark, 40 % F.i.Tr.	1,6

Käse

Appenzeller, 50 % F.i.Tr.	3,9
Blauschimmelkäse, 70 % F.i.Tr.	4,1
Butterkäse, 30 % F.i.Tr.	2,4
Butterkäse, 60 % F.i.Tr.	3,8
Camembert, 12 % Fett absolut	2
Camembert, 30 % F.i.Tr.	2,2
Camembert, 45 % F.i.Tr.	2,9
Camembert, 60 % F.i.Tr.	3,8
Emmentaler/Greyerzer, 45 % F.i.Tr.	4
Feta, light	2
Feta, 45 % F.i.Tr.	2,7

Nahrungsmittel	Energiedichte (kcal/g)	Nahrungsmittel	Energiedichte (kcal/g)
Frischkäse, 0,2 % F.i.Tr.	0,6	Leberkäse	3
Frischkäse, 5 % F.i.Tr.	1,1	Leberpastete	3,1
Frischkäse, 16 % F.i.Tr.	2	Leberwurst Hausmacher Art	3
Frischkäse, Doppelrahmstufe	2,9	Mortadella	3,5
Gorgonzola	3,6	Puten-Gelbwurst	1,6
Gouda/Edamer, 30 % F.i.Tr.	2,5	Puten-Gutswurst	1,6
Gouda/Edamer/Leerdamer/Tilsiter, 45 % F.i.Tr.	3,5	Puten-Schinkenwurst	1,8
Hand-, Harzer-, Korbkäse, 0,5 % F.i.Tr.	1,1	Salami	3,7
Hüttenkäse	0,8	Schinken, gekocht (mager)	1,3
Limburger, 9 % Fett absolut	1,9	Schinken, geräuchert (Schinkenspeck)	1,5
Mascarpone	4,6	Sojawurst	3,1
Mozzarella, light	1,6	Teewurst	3,7
Mozzarella	2,5	Thüringer Rotwurst	1,7
Parmesan	3,8	Truthahnschinken	1,3
Romadur, 30 % F.i.Tr.	2,3		
Romadur, 50 % F.i.Tr.	2,7	**Fischwaren**	
Schmelzkäse, 20 % F.i.Tr.	1,9	Aal, geräuchert	3,3
Schnittkäse, 10 % F.i.Tr.	2,1	Bismarckhering	2,1
Schnittkäse, 5 % F.i.Tr.	1,9	Brathering	2
Tofu (Sojakäse)	0,9	Bückling	2,2
		Forelle, geräuchert	1,2
Wurstwaren, Schinken		Heringsfilet in Tomatensauce	2
Bierschinken	1,7	Kaviar, echt	2,4
Brühwurstaufschnitt	1,9	Kaviar, Ersatz	1,2
Cervelatwurst	3,9	Lachs in Öl	2,7
Corned beef	1,4	Lachs, geräuchert	2,9
durchwachsener Speck	6,1	Makrele, geräuchert	2,2
Fleischwurst/Lyoner	3	Matjeshering	2,7
Gelbwurst	2,8	Ölsardinen	2,2
Jagdwurst	2,1	Rotbarsch, geräuchert	1,5
Kalbsfleisch/Geflügelfleisch in Aspik	1,1	Salzhering	2,2
Kalbsleberwurst	3,2	Sardellen	1
kalter Braten, mager	1,4	Schillerlocken	3
Krakauer	3	Seelachs, geräuchert	1
Lachsschinken	1,2	Thunfisch in Öl	1,9
Landjäger	4,6	Thunfisch im eigenen Saft	1,1

Nahrungsmittel	Energiedichte (kcal/g)
Eier	
Hühnerei	1,5
Hühnereiweiß	0,5
Hühnereidotter	3,5
Streichfette und Öle	
Butter	8
Butterschmalz, Schweineschmalz	9
Diätmargarine	8
Griebenschmalz	8,9
Halbfettbutter/Halbfettmargarine	3,7
Joghurt-Butter	6
Margarine	8
Öle	9
Pflanzencreme	3,7
Nüsse und Samen	
Cashews	5,7
Erdnuss, geröstet	5,9
Haselnuss	6,5
Kokosnuss	3,6
Kokosraspel	6,1
Kürbiskerne	5,6
Leinsamen, ungeschält	3,9
Macadamianuss	6,9
Mandel, süß	5,8
Maronen	2
Mohnsamen	4,9
Paranuss	6,7
Pekannuss	7
Pinienkerne	6,7
Pistazienkerne	6,2
Sesamsamen	5,7
Sonnenblumenkerne, geschält	6
Studentenfutter	4,7
Walnuss	6,7

Nahrungsmittel	Energiedichte (kcal/g)
Brotaufstriche	
Erdnusscreme	6,5
Gänseleberpastete	2,8
Honig	3,3
Konfitüre	2,7
Konfitüre mit Fruchtzucker	1,1
Konfitüre, selbst hergestellt mit Gelierzucker 3:1	1,3
Nussnugatcreme	5,2
Pflaumenmus	2
Tofupastete mit Paprika	3,4
Kuchen	
Apfelstrudel	2
Bienenstich	3
Biskuitrolle	2,7
Buttercremetorte aus Biskuitmasse	3,2
Butterkuchen aus Hefeteig	3,8
Frankfurter Kranz	3,6
Gewürzkuchen	3,4
Hefezopf	2,5
Käsekuchen	2,8
Linzer Torte	4,2
Nusstorte	3,5
Obstkuchen aus Hefeteig	1,8
Obstkuchen aus Mürbeteig	2,3
Quark-Obst-Kuchen	2
Quarkstrudel	2,2
Rührkuchen	3,6
Sachertorte	3,4
Sahnetorte	3,7
Kleingebäck	
Apfeltasche	2,8
Blätterteiggebäck	3,3
Donuts	3,2
Krapfen	3,2
Rosinenschnecke	2,8

Nahrungsmittel	Energiedichte (kcal/g)
Waffeln, frisch zubereitet	2,9
Windbeutel mit Sahne	2,6

Kekse

Nahrungsmittel	Energiedichte (kcal/g)
Butterkeks	4,2
Diät-Gebäckmischung	5,2
Doppelkeks mit Schokofüllung	4,8
Keks, Plätzchen (allgemein)	4,9
Löffelbiskuit	4,1
Müslikeks	4,4
Russisch Brot	3,8
Schoko-Zwieback	4,5
Vollkornkeks	4,4
Waffelmischung	4,7

Weihnachtsgebäck

Nahrungsmittel	Energiedichte (kcal/g)
Buttergebäck	5
Lebkuchen	4
Mandelmakronen	3,8
Schwarz-Weiß-Gebäck aus Mürbeteig	4,7
Spekulatius	4,9
Stollen	3,5
Vanillekipferl	4,9
Zimtstern	4,6

Süßigkeiten

Nahrungsmittel	Energiedichte (kcal/g)
Bitterschokolade	4,8
Bonbons (Hart- und Milchkaramell)	3,9
Diabetikerschokolade	4,5
Edelbitterschokolade (Kakaoanteil größer 70 %)	5,3
Gummibärchen	3,4
kandierte Früchte	2,5
Lakritz	3,8
Marzipan	4,9
Müsliriegel	3,2–4,2
Nugat	5
Popcorn	3,7

Nahrungsmittel	Energiedichte (kcal/g)
Pralinen	4,1
Pralinen, mit Alkohol	3,9
Schokokuss	3,6
Schokokuss, zuckerfrei	2,7
Vollmilchschokolade	5,4
Vollmilchschokolade mit Nüssen	5,6
weiße Schokolade	5,4

Eis, Desserts, süße Hauptgerichte

Nahrungsmittel	Energiedichte (kcal/g)
Dampfnudeln	3,4
Diät-Creme/Diät-Pudding	1
Eis (Familienpackung)	1,6–2,6
Eisbecher mit Sahne und Früchten	2
Eiskaffee	2,3
Fruchteis, Sorbet	0,8–1,2
Germknödel	2,7
Grießflammerie	1
Kaiserschmarrn	2,4
Milchreis	1,1
Milchreis, 0,1 % Fett	0,9
Mousse gekauft/selbst hergestellt	1,8/3,3
Obstsalat	0,7–1
Omelett	3
Pfannkuchen	2,2
Pudding	1
Quarkauflauf	1,7
Rote Grütze	1
Sahnepudding	1,5
Salzburger Nockerln	2,1
Softeis	1,2
Sojapudding	0,9
Tiramisu gekauft/selbst hergestellt	2,4/2,6
Wackelpudding	0,6
Weincreme	2,3
Zwetschgenknödel	2

Salzige Knabbereien

Cracker	3,8
Erdnüsse, geröstet und gesalzen	6
Erdnüsse, ohne Fett geröstet	5,7
Erdnussflips	5,3
Grissini	4
Kartoffelchips, fettreduziert	4,6
Kartoffelchips	5,3
Käsegebäck	5
Reiscracker	3,8
Salzstangen, -brezeln	3,5
Tortilla-Chips	4,6

Fertiggerichte

Baguette, tiefgekühlt	2,2–3,5
Bamigoreng, tiefgekühlt	1,2
Cannelloni, tiefgekühlt	1,8
Eintöpfe, Dose	0,2–0,9
Fertig-Menüs	0,7–1,3
Fischstäbchen, tiefgekühlt	2
Flammkuchen, tiefgekühlt	2,2–2,6
Frühlingsrolle, tiefgekühlt	1,6
Gemüseburger	1
Gemüsestäbchen, tiefgekühlt	1,9
Hähnchenstäbchen	1,4
Lachsfilet in Blätterteig, tiefgekühlt	2,5
Nasigoreng, tiefgekühlt	1,4
Nudelgerichte mit Sauce, tiefgekühlt	1,4–1,6
Nudelgerichte, trocken	0,9–1,2
Paella, tiefgekühlt	1,3
Pizza, tiefgekühlt, energiereduziert	1,6–1,9
Pizza, tiefgekühlt	2,1–2,9
Schlemmerfilets, Fisch, tiefgekühlt	0,9–2,2
Wildlachspfanne, tiefgekühlt	2,2

Fast Food und Essen außer Haus

Back-Camembert	2,6
Big Mäc, Whopper	2,3
Cheeseburger	2,6
Döner Kebap, Fladenbrot	2,1
Fischmäc	2,4
Frikadelle	1,9
Hamburger	2,4
Heringsbrötchen	2,3
Käsespätzle	2,6
Lachsbrötchen	2,8
Leberkäsebrötchen	2,9
Maultaschen	1,6
Mc Rib	2,3
Minestrone	0,8
paniertes Schnitzel	3,2
Ravioli mit Sauce	0,8
Rinderroulade	1,8
Schaschlik	1,7
Spaghetti alla carbonara	2,1
Spaghetti bolognese	1,4
Sushi	1,6
Toast Hawaii	2,6

Salate

Eiersalat mit Schinken	2,5
Feinkostsalat mit Walnüssen und Sahne	2,6
Fleischsalat	3,1
Geflügelsalat Hawaii	2,6
Gemüsesalat mit Joghurtdressing	0,4
Griechischer Salat	0,7
Gurkensalat mit Joghurtdressing	0,4
Heringssalat	2,5
Kartoffelsalat mit Essig und Öl	1
Kartoffelsalat mit Mayonnaise	2,1
Möhrensalat mit Zitronenmarinade	1,1
Nizzasalat mit Mayonnaise	0,9

Nahrungsmittel	Energiedichte (kcal/g)	Nahrungsmittel	Energiedichte (kcal/g)
Nudelsalat	2,4	Kaffee/Malzkaffee	0
Reissalat mit Thunfisch und Tomate	1	Kaffee, Milch und Zucker	0,1
Rohkostsalat mit Sahnedressing	0,2	Kaffee, Zucker	0,1
Thunfischsalat	1,4	Limonade, light	0
Wurst-Käsesalat	2,8	Limonade	0,4
		Milch 1,5 % Fett/3,5 % Fett	0,5/0,6
Saucen		Milchdrinks	0,8
Barbecue-Sauce	1,1	Mineralwasser	0
Cocktailsauce	2	Tee	0
Currysauce	2	Tee, schwarz, Milch und Zucker	0,1
Grill- und Steaksenf	1,7	Tee, schwarz, Zucker	0,1
Holländische Sauce, fettarm	0,4		
Holländische Sauce, gekauft/selbst hergestellt	4,4/5,7	**Getränke, Alkohol**	
Ketchup	1	Apfelwein	0,7
Knoblauchsauce, rot	1	Berliner Weiße mit Schuss	0,5
Knoblauchsauce, weiß	1,8	Bier mit Limonade, Radler	0,3
Mayonnaise, 50 % Fett (Salatmayonnaise)	3,9	Bier, alkoholfrei	0,3
Mayonnaise, 82 % Fett	7,4	Bier, dunkel	0,4
Pesto, grün	5,4–5,8	Bier, hell	0,4
Pesto, rot	3,6–3,9	Bowle/Punsch	1,1
Remoulade, 65 % Fett	6,4	Branntwein	1,9
Remouladensauce	6,4	Glühwein	1,1
Salatsaucen, cremig	0,5–3	Likör	2,4
Salatsaucen, klar	0,3–4,5	Malzbier	0,6
Saucen, braun oder hell	0,4–1,1	Pils	0,4
Schaschliksauce	1,1	Rotwein, leicht	0,6
Tomatensauce	0,6–1,3	Rotwein, schwer	0,8
Zaziki	1,2	Sekt	0,8
		Weinbrand	2,4
Getränke, alkoholfrei		Weißwein, lieblich	1
Cola light	0	Weißwein, trocken	0,7
Cola	0,6	Weizenbier	0,4
Eistee, light	0	Whisky	2,5
Eistee	0,4		
Fruchtnektar	0,7		
Fruchtsaft	0,5		
Gemüsesaft	0,3		

Quelle: Satt essen und abnehmen; V. Schusdziarra, M. Hausmann
MMI Verlag, 2. Auflage, unveränderter Nachdruck 2010

Rezeptregister

Impressum

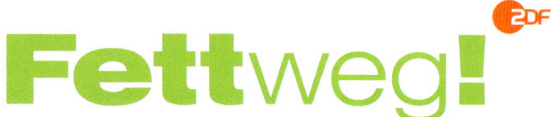

Lizenz durch: ZDF Enterprises GmbH
© ZDF 2011
- Alle Rechte vorbehalten -

Herausgeber
Ralf Frenzel
© 2011
5. Auflage
Tre Torri Verlag GmbH, Wiesbaden
www.tretorri.de

Idee, Konzeption und Umsetzung:
CPA! Communications- und Projektagentur GmbH, Wiesbaden
Die CPA! ist Mitglied der Deutschen Akademie für Kulinaristik und fördert
Slow Food Deutschland e.V.
www.cpagmbh.de

Gestaltung: Gaby Bittner, Wiesbaden
Food-Fotografie: Daniel Roos, Wiesbaden
People-Fotografie: ZDF/Philippe Wagner
Reproduktion: Lorenz & Zeller, Inning a. A.
Printed in Germany

ISBN 978-3-941641-34-1